Krankenpfleger

In der

Kardiologie

Der vollständige Leitfaden

ALEXANDRE CAREWELL

Inhaltsverzeichnis

« *Das Herz ist viel mehr als nur eine Pumpe, es ist die Kreuzung, an der die Wissenschaft auf die Seele trifft und wo jede Sekunde den Unterschied ausmachen kann.* »

EINFÜHRUNG

Die wesentliche Rolle von Krankenpfleger in der Kardiologie

Die Kardiologie, das Fachgebiet der Medizin, das sich mit dem Herzen und seinen Erkrankungen befasst, ist ein Bereich, der sich ständig weiterentwickelt. Mit dem Fortschritt der Technologie und der medizinischen Forschung hat sich die Behandlung von Herzerkrankungen erheblich weiterentwickelt. Im Zentrum dieser Behandlung steht der Kardiologiepfleger, der eine unverzichtbare Säule für eine qualitativ hochwertige Versorgung von Herzpatienten ist.

- **Der erste Kontakt des Patienten:** Häufig ist es der Krankenpfleger, den der Patient als erstes sieht, wenn er in eine kardiologische Abteilung kommt. Ob es sich um eine geplante Konsultation, einen Krankenhausaufenthalt oder einen kardialen Notfall handelt, der Pfleger ist die erste Person, die den Zustand des Patienten beurteilt, ihn beruhigt und ihn auf die bevorstehenden Untersuchungen oder Behandlungen vorbereitet.
- **Kontinuierliche Überwachung:** Kardiologiepatienten müssen aufgrund der potenziellen Risiken, die mit ihren Erkrankungen verbunden sind, ständig überwacht werden. Das kardiologische Pflegepersonal ist speziell dafür ausgebildet, alle Anzeichen einer Verschlechterung oder Komplikation zu erkennen, wie Herzrhythmusstörungen, Herzinsuffizienz oder postoperative Komplikationen.
- **Die Verwaltung der Behandlung und der Medikamente** : Neben der Überwachung ist die

Krankenschwester auch für die Verabreichung von Medikamenten verantwortlich, die für den Herzpatienten oft lebenswichtig sind. Dies erfordert ein umfassendes Wissen über die verschiedenen Medikamente, ihre Wechselwirkungen, die richtige Dosierung und die möglichen Nebenwirkungen.

- **Aufklärung und Beratung**: Ein Schlüsselelement der Genesung und Prävention in der Kardiologie ist die Aufklärung des Patienten. Das Pflegepersonal spielt eine entscheidende Rolle bei der Beratung der Patienten über Änderungen des Lebensstils, bei der Sensibilisierung für die Bedeutung der Medikation oder beim Erkennen der Warnsignale eines Herzproblems.
- **Interprofessionelle Zusammenarbeit**: Der Kardiologiepfleger arbeitet nicht allein. Er arbeitet eng mit Kardiologen, Herzchirurgen, Labortechnikern, Physiotherapeuten und anderen Gesundheitsfachkräften zusammen. Diese Zusammenarbeit gewährleistet eine ganzheitliche Betreuung des Patienten, bei der jeder Aspekt seiner Versorgung sorgfältig geplant und durchgeführt wird.
- **Emotionale Unterstützung**: Die Diagnose einer Herzerkrankung kann sehr erschütternd sein. Das Pflegepersonal ist oft die wichtigste emotionale Stütze für den Patienten und seine Familie und bietet während der gesamten Behandlung Trost, Zuhören und Zuversicht.

Die Krankenschwester in der Kardiologie ist weit mehr als nur ein Ausführer medizinischer Aufgaben. Sie ist der wachsame Wächter der Herzgesundheit, der Vertraute des Patienten, der Erzieher, der Koordinator der Pflege und das entscheidende Bindeglied zwischen dem Patienten und dem medizinischen Team. In der komplexen und sich ständig verändernden Welt der Kardiologie ist seine Rolle absolut unerlässlich.

Kurze Darstellung der Kardiologie : Herausforderungen und Fortschritte

Die Kardiologie ist der Zweig der Medizin, der sich mit dem Herzen, seiner Funktion und seinen Krankheiten befasst. Sie befasst sich auch mit den Blutgefäßen und dem Blutkreislauf. Mit der Entwicklung des medizinischen Wissens, der Technologien und der Behandlungen hat die Kardiologie einen tiefgreifenden Wandel durchgemacht, während sie sich gleichzeitig ständigen Herausforderungen gegenübersieht.

1. Geschichte der Kardiologie
   * Bereits in der Antike wurde das Herz als ein lebenswichtiges Organ anerkannt, das das Leben selbst symbolisiert. Im Laufe der Jahrhunderte hat sich die anatomische und funktionelle Untersuchung des Herzens weiterentwickelt, was zu einem besseren Verständnis seiner Physiologie geführt hat.
   * Das Stethoskop wurde Anfang des 19. Jahrhunderts von René Laennec erfunden und stellte einen Wendepunkt in der Diagnose von Herzkrankheiten dar, da es das direkte Abhören der Herztöne ermöglichte.

2. Die wichtigsten Fortschritte in der Kardiologie
   * **Medizinische Bildgebung**: Die Erfindung von Techniken wie Echokardiographie, Herz-MRT und Herzszintigraphie hat die Diagnose revolutioniert und liefert detaillierte Bilder des Herzens in Aktion.
   * **Chirurgische Eingriffe**: Die chirurgischen Techniken haben sich von invasiven Verfahren zu weniger invasiven Eingriffen wie der minimal-invasiven Herzchirurgie oder dem Einsetzen von Stents gewandelt.
   * **Pharmakologische Behandlung**: Die Entwicklung neuer Medikamente hat die Behandlung von

Herzerkrankungen verändert, die Sterblichkeit gesenkt und die Lebensqualität der Patienten verbessert.

- **Rhythmologie**: Das Verständnis und die Behandlung von Herzrhythmusstörungen haben sich mit Geräten wie Herzschrittmachern oder implantierbaren Defibrillatoren verbessert.

3. Aktuelle Herausforderungen in der Kardiologie
- **Herzerkrankungen und Lebensstil**: Die Zunahme von Herzerkrankungen, die mit dem Lebensstil zusammenhängen, wie Bluthochdruck, Fettleibigkeit und Diabetes, ist eine große Herausforderung. Prävention und Aufklärung sind entscheidend, um diesen Trend umzukehren.
- **Ungleiche Behandlung**: Die Gewährleistung eines gleichberechtigten Zugangs zu modernster Behandlung, Verfahren und Ausbildung im Bereich der Herzgesundheit bleibt eine Herausforderung, insbesondere in abgelegenen oder unterentwickelten Gebieten.
- **Forschung und Entwicklung** : Obwohl enorme Fortschritte erzielt wurden, ist weitere Forschung erforderlich, um Herzkrankheiten besser zu verstehen, neue Behandlungen zu entwickeln und bestehende Methoden zu verbessern.

Die Kardiologie ist ein medizinisches Gebiet, das sich ständig weiterentwickelt, aber auch mit zeitgenössischen Herausforderungen konfrontiert ist, die innovative Lösungen, ein erhöhtes Bewusstsein und eine interdisziplinäre Zusammenarbeit erfordern. Der Zusammenfluss von Technologie, Forschung und menschlicher Entschlossenheit gibt jedoch Hoffnung auf noch bemerkenswertere Fortschritte in der Zukunft.

Kapitel 1 :
ANATOMIE UND PHYSIOLOGIE
DES HERZENS

Das Herz: Struktur und Funktion.

Das Herz ist eines der lebenswichtigsten Organe des menschlichen Körpers und fungiert als Pumpe, die das Blut durch das gesamte Kreislaufsystem zirkulieren lässt. Dieser kontinuierliche Kreislauf versorgt die Gewebe mit Sauerstoff und Nährstoffen und transportiert Stoffwechselabfallprodukte ab. Im Folgenden werden die komplexe Struktur des Herzens und seine wesentlichen Funktionen erläutert.

1. Anatomie des Herzens
a. Die Herzkammern: Das Herz ist in vier Hauptkammern unterteilt:
- **Ohrmuscheln** : Dies sind die oberen Kammern des Herzens. Der rechte Vorhof erhält sauerstoffarmes Blut aus dem Körper, während der linke Vorhof sauerstoffreiches Blut aus der Lunge erhält.
- **Ventrikel**: Dies sind die unteren Kammern. Der rechte Ventrikel pumpt das Blut zur Sauerstoffversorgung in die Lunge, während der linke Ventrikel das Blut durch den Körper pumpt.

b. Herzklappen: Sie regulieren den Blutfluss durch das Herz und stellen sicher, dass er nur in eine Richtung fließt. Es gibt vier Hauptklappen:
- **Trikuspidalklappe**: Zwischen dem rechten Atrium und dem rechten Ventrikel.
- **Pulmonalklappe**: Am Ausgang des rechten Ventrikels.

- **Mitralklappe (oder bikuspidale Klappe)**: Zwischen dem linken Vorhof und dem linken Ventrikel.
- **Aortenklappe**: Am Ausgang des linken Ventrikels.

c. Myokard: Das ist das dicke Muskelgewebe des Herzens, das die Herzkontraktion ermöglicht.

d. Gefäße: Sie führen in das Herz hinein und aus ihm heraus und ermöglichen so die Zirkulation des Blutes.

- **Venen**: Die wichtigsten sind die Hohlvenen (obere und untere), die das sauerstoffarme Blut zum rechten Vorhof zurückführen.
- **Arterien**: Die Aorta transportiert sauerstoffreiches Blut aus der linken Herzkammer in den Rest des Körpers, während die Lungenarterien sauerstoffarmes Blut aus der rechten Herzkammer in die Lungen transportieren.

2. Funktion des Herzens

a. Die Herzpumpe: Das Herz funktioniert wie eine Doppelpumpe. Der rechte Teil des Herzens (rechter Vorhof und rechter Ventrikel) pumpt das Blut in die Lungen, wo es mit Sauerstoff angereichert wird. Der linke Teil (linker Vorhof und linker Ventrikel) empfängt dieses sauerstoffreiche Blut und pumpt es durch den Körper.

b. Herzrhythmus: Der **Herzrhythmus** wird durch das elektrische Leitungssystem des Herzens reguliert. Der Sinusknoten im rechten Vorhof erzeugt elektrische Impulse, die die Kontraktion der Vorhöfe auslösen, gefolgt von der Kontraktion der Ventrikel.

c. Austausch von Sauerstoff und Nährstoffen : Das Herz sorgt für die Zirkulation des Blutes durch den Körper und ermöglicht den Austausch von Sauerstoff, Nährstoffen und Stoffwechselabfällen zwischen dem Blut und den Geweben.

Kurz gesagt, das Herz ist eine komplexe, aber effektive Struktur, die das Überleben des Körpers durch die Aufrechterhaltung eines konstanten Blutflusses sicherstellt. Seine Gesundheit und Funktionsfähigkeit sind für das

Leben eines jeden Menschen von entscheidender Bedeutung.

Große Herzkrankheiten: Angina pectoris, Herzinsuffizienz, Infarkt.

Das Herz-Kreislauf-System ist für das Überleben und das Wohlbefinden einer Person von entscheidender Bedeutung. Es kann jedoch von einer Vielzahl von Krankheiten betroffen sein, die seine Funktion beeinträchtigen können. Im Folgenden werden drei der wichtigsten Herzerkrankungen, ihre Ursachen, Symptome und Behandlungen erläutert.

1. Angina pectoris (oder Angina)
a. Definition: Es handelt sich um Schmerzen oder Unwohlsein in der Brust, die in der Regel durch eine verminderte Sauerstoffversorgung des Herzmuskels aufgrund einer Verstopfung oder eines Krampfes der Koronararterien verursacht werden.
b. Symptome :
- Brustschmerzen, die oft als Druck oder Engegefühl beschrieben werden.
- Mögliche Ausstrahlung des Schmerzes in den Arm, den Kiefer, den Hals oder den Rücken.
- Kurzatmigkeit.
- Übelkeit, Schwitzen.
c. Ursachen :
- Atherosklerose (Verengung der Koronararterien aufgrund von Plaqueablagerungen).
- Koronarspasmus.
d. Behandlung :
- Vasodilatierende Medikamente wie Nitroglyzerin.
- Beta-Blocker oder Kalziumkanalblocker.
- Verfahren wie die Angioplastie zur Öffnung blockierter Arterien.

2. Herzinsuffizienz

a. Definition: Dies ist ein Zustand, in dem das Herz das Blut nicht effizient genug pumpen kann, um die Bedürfnisse des Körpers zu erfüllen.

b. Symptome :
- Kurzatmigkeit (in Ruhe oder bei Anstrengung).
- Müdigkeit.
- Ödeme (Schwellungen) in den Beinen, Knöcheln und Füßen.
- Unregelmäßiger Herzrhythmus.
- Erhöhter nächtlicher Harndrang.

c. Ursachen :
- Myokardinfarkt.
- Arterielle Hypertonie.
- Herzklappenerkrankungen.
- Kardiomyopathien (Erkrankungen des Herzmuskels).

d. Behandlung :
- Medikamente wie Diuretika, Beta-Blocker, ACE-Hemmer oder Angiotensin-II-Rezeptor-Antagonisten.
- Salzarme Diät.
- Moderate Übung.
- Implantierbare Geräte oder Operation in schweren Fällen.

3. Myokardinfarkt (Herzinfarkt)

a. Definition: Ein Herzinfarkt tritt auf, wenn ein Segment des Herzmuskels aufgrund eines Verschlusses einer Koronararterie nicht mehr ausreichend mit Sauerstoff versorgt wird, was zum Tod dieses Segments führt.

b. Symptome :
- Starke Schmerzen in der Mitte der Brust.
- Ausstrahlung des Schmerzes in den Arm, den Kiefer oder den Rücken.
- Kurzatmigkeit.
- Übelkeit, Erbrechen.
- Schwitzen.
- Blässe.

c. Ursachen :
- Atherosklerose.
- Koronarthrombose (Blutgerinnsel in einer Koronararterie).
- Koronarspasmus.

d. Behandlung :
- Thrombolytika zur Auflösung von Blutgerinnseln.
- Angioplastie im Notfall.
- Koronararterien-Bypass.
- Medikamente zur Reduzierung der Risikofaktoren und zur Vermeidung eines weiteren Herzinfarkts.

Es ist von entscheidender Bedeutung, die Symptome dieser Krankheiten so früh wie möglich zu erkennen und schnell einen Arzt aufzusuchen. Vorbeugung durch einen gesunden Lebensstil und die Behandlung von Risikofaktoren ist der beste Ansatz für diese Herzerkrankungen.

Die wichtigsten Symptome, die Sie erkennen sollten.

Herz-Kreislauf-Erkrankungen können eine Vielzahl von Symptomen aufweisen, von denen einige subtil und andere deutlich sind. Das Erkennen dieser frühen Anzeichen ist entscheidend, da ein schnelles Eingreifen den Unterschied zwischen Leben und Tod oder zwischen einer vollständigen Genesung und bleibenden Schäden ausmachen kann. Hier sind die wichtigsten Symptome, auf die Sie achten sollten:

- Brustschmerzen (Angina) :
  - Kann als Druck, Beklemmung, Brennen oder Schwere in der Brust empfunden werden.
  - Kann durch körperliche Anstrengung oder eine stressige Situation ausgelöst werden und

wird oft durch Ruhe oder Nitroglyzerin gelindert.

- Ausstrahlende Schmerzen :
  - Der Schmerz kann von der Brust in die Schultern, die Arme (oft den linken Arm), den Hals, den Kiefer, den Rücken oder den Magen ausstrahlen.
- Kurzatmigkeit :
  - Atembeschwerden oder das Gefühl, keine Luft mehr zu bekommen, besonders bei Anstrengung oder im Liegen.
  - Kann mit Herzinsuffizienz oder anderen Herzkrankheiten in Verbindung gebracht werden.
- Ödeme :
  - Schwellung der Füße, Knöchel, Beine oder des Bauches, die durch eine Flüssigkeitsansammlung verursacht wird und häufig mit Herzinsuffizienz in Verbindung steht.
- Müdigkeit :
  - Ein Gefühl ständiger Schwäche oder Erschöpfung, das sich nicht durch Überaktivität oder andere Ursachen erklären lässt.
- Herzklopfen :
  - Das Gefühl, dass das Herz zu schnell schlägt, Schläge auslässt oder unregelmäßig schlägt.
- Synkope oder Schwindel :
  - Bewusstlosigkeit oder Schwindelgefühl, manchmal aufgrund von Unregelmäßigkeiten des Herzrhythmus oder anderen Herzproblemen.
- Kalter Schweiß :
  - Übermäßiges Schwitzen ohne erkennbare Ursache, insbesondere wenn es von anderen kardialen Symptomen begleitet wird.
- Übelkeit, Erbrechen oder Verdauungsstörungen :

- Diese Symptome, insbesondere wenn sie mit Brustschmerzen verbunden sind, können auf einen Herzinfarkt hinweisen.
- Erhöhter nächtlicher Harndrang :
  - Häufigerer nächtlicher Harndrang kann ein Zeichen von Herzinsuffizienz sein.
- Anhaltender Husten oder pfeifende Atemgeräusche :
  - Ein Husten, der weißen oder rosafarbenen Schaum produziert, kann ein Anzeichen für Herzinsuffizienz sein.

Es ist wichtig zu wissen, dass all diese Symptome nicht unbedingt bedeuten, dass eine Person eine Herzerkrankung hat, aber wenn sie neu oder ungewöhnlich sind oder sich verschlimmern, ist es wichtig, einen Arzt aufzusuchen. Darüber hinaus können manche Menschen, insbesondere Frauen, ältere Menschen und Diabetiker, atypische oder subtile Symptome einer Herzerkrankung aufweisen.

Kapitel 2 :
DER ALLTAG VON KRANKENPFLEGER
IN DER KARDIOLOGIE

Die Bedeutung der Beobachtung und Zuhören.

Beobachten und Zuhören sind zwei grundlegende Fähigkeiten für alle Angehörigen der Gesundheitsberufe, auch für diejenigen, die in der Kardiologie arbeiten. Diese Fähigkeiten spielen eine entscheidende Rolle bei der Diagnose, der Behandlung und dem gesamten Management des Patienten. Warum sie so entscheidend sind, erfahren Sie hier:

1. Aufbau einer Vertrauensbeziehung
   - **Aktives Zuhören**: Es gibt dem Patienten das Gefühl, gehört und verstanden zu werden. Dies stärkt das Vertrauen zwischen dem Behandler und dem Patienten, was für eine offene und ehrliche Kommunikation unerlässlich ist.
   - **Aufmerksame Beobachtung**: Sie ermöglicht es dem Angehörigen der Gesundheitsberufe, nicht-verbale Zeichen von Not oder Unbehagen zu erkennen, die der Patient möglicherweise nicht verbal ausdrückt.

2. Genauigkeit der Diagnose
   - **Informationssammlung**: Durch aufmerksames Anhören der Krankengeschichte, der Symptome und der Bedenken des Patienten kann der Fachmann wichtige Informationen sammeln, die für eine genaue Diagnose erforderlich sind.
   - **Subtile Symptome erkennen**: Durch Beobachtung können Symptome erkannt werden, die bei einer

körperlichen Untersuchung übersehen werden können, wie Blässe, Zyanose (Blaufärbung der Haut) oder subtile Ödeme.

3. Planung der Behandlung
- **Die Bedürfnisse und Präferenzen des Patienten verstehen** : Zuhören hilft, die Sorgen, Bedürfnisse und Vorlieben des Patienten zu verstehen und erleichtert so die Planung einer angemessenen und persönlichen Behandlung.
- **Beurteilung der Compliance**: Indem er das Verhalten des Patienten beobachtet und sich seine Rückmeldungen anhört, kann der Angehörige der Gesundheitsberufe beurteilen, inwieweit der Patient die verordnete Behandlung befolgt und sich daran hält.

4. Frühzeitige Erkennung von Komplikationen
- **Kontinuierliche Überwachung**: Eine sorgfältige Beobachtung kann helfen, Veränderungen im Zustand des Patienten zu erkennen, was ein frühzeitiges Eingreifen im Falle von Komplikationen ermöglicht.
- **Feedback von Patienten** : Patienten können Symptome oder Bedenken äußern, die sie bei der Erstuntersuchung nicht erwähnt haben. Aktives Zuhören kann helfen, diese Probleme zu erkennen, bevor sie sich verschlimmern.

5. Patientenaufklärung und -bewusstsein
- **Die Sorgen des Patienten verstehen** : Aktives Zuhören hilft, die Bereiche zu identifizieren, in denen der Patient mehr Informationen oder Unterstützung benötigen könnte.
- **Beobachtung der Reaktionen**: Indem er beobachtet, wie ein Patient auf bestimmte Informationen reagiert, kann der Gesundheitsexperte seinen Bildungsansatz

anpassen, um den spezifischen Bedürfnissen des Patienten gerecht zu werden.

Beobachten und Zuhören sind weit mehr als nur Kommunikationsfähigkeiten. In der Kardiologie, wie auch in anderen medizinischen Bereichen, sind sie von entscheidender Bedeutung, um eine patientenzentrierte, effektive und auf den Einzelnen zugeschnittene Versorgung zu gewährleisten.

Notfallversorgung.

Herznotfälle gehören zu den kritischsten medizinischen Situationen, die eine schnelle, effektive und gut koordinierte Intervention erfordern. Die richtige Behandlung von Notfällen kann den Unterschied zwischen Leben und Tod, vollständiger Genesung und bleibenden Schäden ausmachen. Im Folgenden wird erläutert, wie diese Notfälle in der Regel behandelt werden:

1. Erkennung und Erstbewertung:
a. Notfallsortierung:
   - Bei der Ankunft des Patienten wird eine schnelle Bewertung vorgenommen, um den Ernst der Situation zu bestimmen.
b. Vitalitätsbewertung:
   - Überprüfung der Vitalzeichen (Blutdruck, Puls, Atmung, Temperatur).
   - EKG-Überwachung zur Erkennung von Herzrhythmusstörungen.
c. Schnelle Befragung:
   - Sammlung von Informationen über aktuelle Symptome, medizinische Vorgeschichte, eingenommene Medikamente und Allergien.

2. Stabilisierung:

a. Zugangswege:
- Anlegen eines peripheren venösen Zugangs zur Verabreichung von Medikamenten und Flüssigkeiten.

b. Sauerstofftherapie:
- Sauerstoffzufuhr über eine Maske oder eine Nasenkanüle, um die Sauerstoffsättigung zu erhöhen.

c. Medikation:
- Verabreichung von Medikamenten zur Schmerzlinderung, zur Stabilisierung des Herzrhythmus oder zur Erweiterung der Koronararterien.

3. Diagnose:

a. Elektrokardiogramm (EKG):
- Wichtig für die Diagnose eines Myokardinfarkts oder anderer Rhythmusstörungen.

b. Bluttests:
- Suche nach kardialen Markern (wie Troponin), um eine Schädigung des Herzmuskels zu identifizieren.

c. Thorax-Röntgenbild:
- Kann durchgeführt werden, um andere Ursachen für Brustschmerzen auszuschließen, wie z.B. einen Pneumothorax.

d. Herzultraschall:
- Um die Herzfunktion zu beurteilen und mögliche strukturelle Anomalien zu identifizieren.

4. Intervention:

a. Kardiopulmonale Reanimation (CPR):
- Im Falle eines Herzstillstands.

b. Defibrillation:
- Einsatz eines Defibrillators bei lebensbedrohlichen Herzrhythmen.

c. Angioplastie und Stenting:
- Bei einem Myokardinfarkt, um den Blutfluss in den verstopften Arterien wiederherzustellen.

d. Chirurgie:
- Wie die koronare Bypassoperation in Situationen, in denen mehrere Arterien blockiert sind oder andere Methoden nicht geeignet sind.

5. Überwachung und Wiederherstellung:
a. Intensivstation (ISU):
- Patienten mit kardialen Notfällen können in die Intensivstation aufgenommen werden, wo sie engmaschig und kontinuierlich überwacht werden.

b. Medikamente:
- Medikamente zur Vorbeugung anderer kardialer Ereignisse, zur Verbesserung der Herzfunktion und zur Behandlung von Risikofaktoren können verschrieben werden.

c. Kardiale Rehabilitation:
- Ein beaufsichtigtes Programm, das Patienten hilft, ihr früheres Aktivitätsniveau wiederzuerlangen.

6. Bildung und Prävention:
- Die Patienten erhalten Informationen über Änderungen des Lebensstils, die Einnahme von Medikamenten, das Erkennen von Symptomen und die Notwendigkeit regelmäßiger Nachuntersuchungen.

Die Behandlung von kardiologischen Notfällen erfordert eine enge Zusammenarbeit zwischen verschiedenen Spezialisten, einschließlich Kardiologen, Herzchirurgen, spezialisierten Krankenschwestern, Technikern und vielen anderen. Eine schnelle, kohärente und auf bewährten Protokollen basierende Behandlung ist entscheidend, um die besten Überlebens- und Erholungschancen für den Patienten zu gewährleisten.

Die Nachsorge von stabilisierten Patienten: Techniken und Tipps.

Die Nachsorge von Patienten, die nach einem kardialen Ereignis stabilisiert wurden, ist von entscheidender Bedeutung, um eine vollständige Genesung zu gewährleisten, weitere Ereignisse zu verhindern und die zugrunde liegenden Risikofaktoren zu steuern. Hier sind einige Techniken und Tipps für eine effektive Nachsorge:

1. Planung regelmäßiger Besuche :

- **Häufigkeit der Termine** : Die Häufigkeit der Nachsorgeuntersuchungen hängt von der Schwere der Herzerkrankung und den Empfehlungen des Kardiologen ab. Anfängliche Besuche können häufiger sein, wobei die Abstände mit der Zeit größer werden.

2. Medizinische Überwachung :

- **Regelmäßige EKG-Kontrollen:** Um auf Unregelmäßigkeiten des Herzrhythmus zu achten.
- **Echokardiographie:** Sie ermöglicht es, die Funktion und Struktur des Herzens zu verfolgen.
- **Bluttests:** Sie sind nützlich zur Überwachung der Lipide, des Blutzuckers, der Nieren- und Leberfunktion und anderer relevanter Indikatoren.

3. Verwaltung der Medikamente :

- **Pillen-Organizer:** Sie helfen den Patienten, sich an ihre täglichen Medikamente zu erinnern.
- **Führen Sie ein Medikationsprotokoll:** Dies kann Ihnen helfen, Nebenwirkungen zu überwachen oder Medikamente zu identifizieren, die eine Anpassung erfordern.
- **Regelmäßige Konsultation mit einem Apotheker:** Um die Medikamente zu überprüfen, mögliche Wechselwirkungen zu besprechen und die medikamentöse Therapie zu optimieren.

4. Patientenschulung :
- **Stellen Sie schriftliche Ressourcen zur Verfügung:** Broschüren, Bücher und andere Ressourcen können den Patienten helfen, ihren Zustand zu verstehen.
- **Selbsthilfegruppen:** Sie können einen Raum bieten, um Erfahrungen auszutauschen und von anderen Patienten zu lernen.

5. Anregung zu einem gesunden Lebensstil :
- **Ernährungsberatung:** Fördern Sie die Konsultation eines Ernährungsberaters, um einen geeigneten Ernährungsplan zu erstellen.
- **Programme zur kardialen Rehabilitation:** Sie kombinieren körperliche Betätigung, Bildung und Unterstützung, um die Herzgesundheit zu verbessern.
- **Ermutigung zur** Raucherentwöhnung**:** Bieten Sie Ressourcen und Unterstützung für diejenigen an, die mit dem Rauchen aufhören wollen.

6. Kommunikation :
- **Kommunikationswege eröffnen:** Stellen Sie sicher, dass der Patient weiß, wie und wann er Sie bei Symptomen oder Bedenken kontaktieren kann.
- **Einsatz von Technologie:** Anwendungen oder Patientenportale können bei der Nachsorge, der Terminvereinbarung und der Kommunikation helfen.

7. Psychologische Bewertung :
- **Überwachung der psychischen Gesundheit:** Herzereignisse können emotionale Auswirkungen haben. Eine regelmäßige Beurteilung der Stimmung und des emotionalen Wohlbefindens ist von entscheidender Bedeutung.
- **Überweisung an einen Psychologen oder Psychiater :** Für diejenigen, die zusätzliche

Unterstützung bei der Bewältigung von Stress, Depressionen oder Ängsten benötigen.

8. Einbeziehung der Familie :
- **Familienbildung:** Den Familienmitgliedern helfen, den Zustand und die Bedürfnisse des Patienten zu verstehen.
- **Beziehen Sie die Pflegepersonen mit ein:** Wenn der Patient einen Betreuer hat, beziehen Sie ihn in die Entscheidungen und Pläne für die Pflege mit ein.

Tipp: Es ist wichtig, den Betreuungsansatz für jeden Patienten individuell anzupassen. Einige benötigen möglicherweise mehr Unterstützung, während andere vielleicht unabhängiger sind. Das Geheimnis des Erfolgs liegt in einer offenen Kommunikation, kontinuierlicher Aufklärung und einer engen Zusammenarbeit zwischen dem Patienten, seiner Familie und dem medizinischen Team.

Kapitel 3 :
DIE TECHNIKEN UND
INTERVENTIONEN IN DER KARDIOLOGIE

Das Elektrokardiogramm :
Regie und Dolmetschen.

Das Elektrokardiogramm (EKG) ist ein wichtiges diagnostisches Instrument in der Kardiologie, das die elektrische Aktivität des Herzens über einen Zeitraum aufzeichnet. Seine Erstellung und Interpretation erfordert eine spezielle Ausbildung, aber hier ist eine vereinfachte Übersicht zum besseren Verständnis.

1. Durchführung des EKGs
a. Vorbereitung des Patienten :
  • Der Patient sollte sich wohlfühlen und in der Regel liegen.
  • Die Haut wird gereinigt, um eine gute Leitfähigkeit zu gewährleisten.
b. Platzierung der Elektroden :
  • 12 Elektroden werden auf dem Rumpf, den Armen und den Beinen des Patienten platziert.
  • Diese Elektroden erfassen die vom Herzen erzeugten elektrischen Impulse.
c. Aufnahme :
  • Der Patient muss während der Aufnahme still sitzen.
  • Das EKG zeichnet die elektrische Aktivität auf grafischem Papier oder auf einem digitalen Bildschirm auf.

2. Interpretation des EKG

a. Wellen verstehen :
- **P-Welle:** Stellt die Depolarisation der Vorhöfe dar (Kontraktion).
- **QRS-Komplex:** Repräsentiert die Depolarisation der Ventrikel.
- **T-Welle:** Entspricht der Repolarisation der Ventrikel (Entspannung).

b. Herzrhythmus :
- Wenn Sie die Anzahl der QRS-Komplexe über eine Dauer von 10 Sekunden zählen und mit 6 multiplizieren, erhalten Sie die Herzfrequenz pro Minute.

c. Analyse des Rhythmus :
- Ein regelmäßiges Intervall zwischen den QRS-Komplexen zeigt einen regelmäßigen Herzrhythmus an.
- Wenn dies nicht der Fall ist, ist der Rhythmus unregelmäßig.

d. Identifizierung von Anomalien :
- **Infarkt:** Kann durch spezifische Erhöhungen oder Vertiefungen des ST-Segments angedeutet werden.
- **Ventrikuläre Hypertrophie:** Verändert die Form und die Amplitude der Wellen.
- **Rhythmusstörungen:** Wie Vorhofflimmern, ventrikuläre Tachykardie, etc.

e. PR- und QT-Intervall :
- Messung vom Beginn der P-Welle bis zum Beginn des QRS-Komplexes (PR) und vom Beginn des QRS-Komplexes bis zum Ende der T-Welle (QT).
- Diese Intervalle können auf Anomalien in der elektrischen Leitung hinweisen.

3. Klinische Bedeutung

Das EKG kann bei der Diagnose verschiedener Erkrankungen helfen, wie z.B. :
- Myokardiale Ischämie oder Infarkt.

- Herzrhythmusstörungen.
- Ventrikuläre oder atriale Hypertrophie.
- Elektrolytische Anomalien.
- Nebenwirkungen von Medikamenten.

4. Einschränkungen
- Obwohl das EKG ein wertvolles Instrument ist, kann es sein, dass es intermittierende Anomalien nicht erfasst. Andere Tests, wie der Holter-Monitor (24-Stunden-EKG), können erforderlich sein.
- Das EKG liefert eine Momentaufnahme. Es muss im Zusammenhang mit den Symptomen des Patienten und anderen Untersuchungen interpretiert werden.

Das EKG ist ein grundlegendes Element der Herzdiagnose. Seine korrekte Durchführung und genaue Interpretation sind entscheidend für eine qualitativ hochwertige Versorgung von Patienten mit Herzerkrankungen. Eine gründliche Ausbildung ist für das Gesundheitspersonal, das dieses Instrument verwendet, unerlässlich.

Pflege nach der Operation : nach einer Herzoperation, eine Angioplastie usw.

Die Phase nach dem Eingriff ist entscheidend für die Genesung eines Patienten nach einer Herzoperation. Eine angemessene Behandlung kann Komplikationen vorbeugen, eine schnelle Genesung fördern und eine effektive Rehabilitation gewährleisten.

1. Pflege nach einer Herzoperation (z.B. koronare Bypass-Operation)
a. Sofortige Überwachung :
- Kontinuierliche Überwachung der Vitalzeichen (Blutdruck, Puls, Sauerstoffsättigung).

- EKG-Überwachung zur Erkennung von Rhythmusunregelmäßigkeiten.
- Schmerzmanagement.

b. Verwaltung der Drainagen und Sonden :
- Überwachung und Entleerung der Thoraxdrainagen.
- Kontrolle des Harnkatheters.

c. Frühe Mobilisierung :
- Ermutigen Sie den Patienten, sich hinzusetzen und dann allmählich zu gehen.
- Atemübungen zur Vermeidung von Lungenkomplikationen.

d. Bildung :
- Ratschläge zur Wundhygiene.
- Umgang mit Schmerzen und Medikamenten.

2. Pflege nach koronarer Angioplastie (mit oder ohne Stenteinlage)

a. Überwachung des Einfügepunkts :
- Überprüfen Sie regelmäßig, ob Blutungen oder Hämatome vorhanden sind.
- Sorgen Sie für eine angemessene Kompression.

b. Bettruhe :
- Der Patient muss für eine bestimmte Zeit liegen bleiben, insbesondere wenn die Angioplastie über die Oberschenkelarterie durchgeführt wurde.

c. Hydratation :
- Ermutigen Sie den Patienten zu trinken, um das während des Verfahrens verwendete Kontrastmittel auszuscheiden.

d. Bildung :
- Informieren Sie über die Anzeichen einer Infektion oder Komplikationen.
- Erklären Sie die Bedeutung der Einnahme von Medikamenten zur Thrombozytenaggregationshemmung.

3. Zu beachtende Komplikationen

a. Kardiale Komplikationen :
- Arrhythmien.
- Ischämie oder Infarkt.

b. Lungenkomplikationen :
- Atelektase, Pneumonie, Pleuraerguss.

c. Komplikationen im Zusammenhang mit der Wunde/dem Einschnitt :
- Infektion.
- Blutungen.
- Hämatome.

d. Andere Komplikationen :
- Nierenversagen aufgrund des Kontrastmittels.
- Schlaganfall oder transitorische ischämische Attacke (TIA).

4. Rehabilitation

a. Physiotherapie :
- Übungen zur Stärkung des Herzmuskels und zur Verbesserung der Ausdauer.

b. Ernährung :
- Konsultation eines Ernährungsberaters für eine geeignete Diät.

c. Emotionale Unterstützung :
- Viele Patienten fühlen sich nach einer Herzoperation depressiv oder ängstlich. Psychologische Unterstützung kann von Vorteil sein.

d. Erziehung zu einem gesunden Lebensstil :
- Förderung der Raucherentwöhnung, regelmäßiger körperlicher Aktivität und einer ausgewogenen Ernährung.

Das postinterventionelle Management in der Kardiologie ist multidimensional und erfordert eine enge klinische Überwachung, geeignete medizinische Maßnahmen, emotionale Unterstützung und eine gezielte Patientenaufklärung. Die interprofessionelle

Zusammenarbeit ist für eine optimale Genesung von entscheidender Bedeutung.

Wiederbelebungstechniken kardiopulmonal.

Die kardiopulmonale Reanimation (CPR) ist eine lebensrettende Technik, die eingesetzt wird, um das Leben einer Person zu retten, die aufgehört hat zu atmen und/ oder deren Herz aufgehört hat zu schlagen. Im Folgenden finden Sie einen Überblick über die Schritte und Techniken, die mit der HLW verbunden sind, obwohl die praktische Ausbildung durch Fachleute für den Erwerb dieser Fähigkeiten unerlässlich ist.

1. Erkennen eines Herzstillstands
a. Schnelle Beurteilung des Bewusstseins :
   * Schütteln Sie die Person vorsichtig und rufen Sie, um zu prüfen, ob sie bei Bewusstsein ist.
b. Überprüfen Sie die Atmung:
   * Wenn die Person nicht atmet oder abnormal atmet (wie Blähungen), beginnen Sie mit der Herz-Lungen-Wiederbelebung.

2. Notruf
a. Alarmieren Sie den Notdienst :
   * Wenn Sie allein sind, rufen Sie schnell den Notdienst, bevor Sie mit der HLW beginnen.
   * Wenn andere Personen anwesend sind, bitten Sie eine von ihnen, dies zu tun.

3. Reanimation
a. Thoraxkompression :
   * Knien Sie neben der Person.
   * Legen Sie die Ferse Ihrer Hand auf die Mitte der Brust, dann die andere Hand darüber und verschränken Sie Ihre Finger.

- Führen Sie feste und schnelle Kompressionen in einer Tiefe von mindestens 5 cm (bei einem Erwachsenen) mit einer Rate von mindestens 100-120 Kompressionen pro Minute durch.

b. Belüftung (wenn ausgebildet, dies zu tun) :
- Nach 30 Kompressionen geben Sie 2 Beatmungen.
- Neigen Sie den Kopf der Person nach hinten, heben Sie das Kinn an, halten Sie die Nase zu und beatmen Sie durch Einblasen von Luft in den Mund, bis sich der Brustkorb hebt.

c. Fortsetzung :
- Setzen Sie den 30:2-Zyklus fort, bis der Rettungsdienst eintrifft, das Opfer wieder normal atmet oder der Helfer erschöpft ist.

4. Defibrillation

a. Verwendung eines automatisierten externen Defibrillators (AED) :
- Wenn ein AED verfügbar ist, öffnen Sie ihn und folgen Sie den gesprochenen oder visuellen Anweisungen.
- Bringen Sie die Elektroden wie beschrieben an, stellen Sie sicher, dass niemand das Opfer berührt, und drücken Sie dann die Schocktaste, wenn der AED dies empfiehlt.

5. Post-RCP

a. Wenn der Patient das Bewusstsein wiedererlangt :
- Bringen Sie ihn in die sichere Seitenlage.
- Überprüfen Sie regelmäßig die Atmung.
- Bleiben Sie bei der Person, bis der Rettungsdienst eintrifft.

b. Wenn der Patient das Bewusstsein nicht wiedererlangt :
- Setzen Sie die HLW fort, bis der Rettungsdienst eintrifft oder der Helfer erschöpft ist.

6. Kompetenzerhaltung und Weiterbildung

Es ist wichtig, dass Sie regelmäßig an CPR-Schulungen teilnehmen, um Ihre Fähigkeiten auf dem neuesten Stand zu halten, insbesondere wegen der regelmäßigen Aktualisierungen der Empfehlungen.

Die HLW ist eine lebenswichtige Fähigkeit, die im Falle eines Herzstillstands Leben retten kann. Sie erfordert eine regelmäßige und praktische Ausbildung, insbesondere in Kompressions- und Beatmungstechniken sowie in der Verwendung des AEDs. Die Empfehlungen können je nach Organisation und Region variieren, daher ist es wichtig, die lokalen Richtlinien zu konsultieren und an einer anerkannten Schulung teilzunehmen.

Kapitel 4 :
MEDIKAMENTE UND HERZBEHANDLUNGEN

Die wichtigsten Medikamentenklassen: Beta-Blocker, Antikoagulantien, Statine.

Jede Arzneimittelklasse hat eine spezifische Wirkung auf das kardiovaskuläre System. Sie spielen eine entscheidende Rolle bei der Behandlung und Prävention von Herz-Kreislauf-Erkrankungen. Hier ein Überblick über die drei genannten Klassen:

1. Beta-Blocker
a. Wirkungsmechanismus :
  • Beta-Blocker hemmen die beta-adrenergen Rezeptoren, was die Herzfrequenz und die Kontraktionskraft des Herzens senkt und damit den Sauerstoffbedarf des Myokards verringert.
b. Hauptindikationen :
  • Bluthochdruck.
  • Angina pectoris.
  • Herzinsuffizienz.
  • Post-Myokardinfarkt.
  • Arrhythmien.
c. Beispiele für Medikamente :
  • Atenolol.
  • Bisoprolol.
  • Propranolol.
  • Metoprolol.
d. Häufige Nebenwirkungen :
  • Müdigkeit.
  • Bradykardie (langsamer Herzschlag).

- Blutdruckabfall beim Übergang in die aufrechte Position.
- Schlafstörungen, Alpträume.
- Kalte Extremitäten.

2. Antikoagulantien
a. Wirkungsmechanismus :
- Antikoagulantien verhindern die Blutgerinnung, indem sie in die Gerinnungskaskade eingreifen und so das Risiko der Bildung von Blutgerinnseln verringern.

b. Hauptindikationen :
- Vorhofflimmern.
- Tiefe Venenthrombose.
- Lungenembolie.
- Vorbeugung von Thrombose nach bestimmten Operationen (z.B. Herzklappenersatz).

c. Beispiele für Medikamente :
- Warfarin (Coumadin).
- Heparin.
- Rivaroxaban (Xarelto).
- Apixaban (Eliquis).

d. Häufige Nebenwirkungen :
- Blutungen.
- Hämatome.
- Gastrointestinale Blutungen.
- Anämie.

3. Statine
a. Wirkungsmechanismus :
- Statine hemmen ein Enzym, das für die Produktion von Cholesterin in der Leber wichtig ist, und senken so den Gehalt an LDL-Cholesterin ("schlechtes" Cholesterin) im Blut.

b. Hauptindikationen :
- Hypercholesterinämie.
- Prävention von kardiovaskulären Ereignissen bei Hochrisikopatienten.

c. Beispiele für Medikamente :

- Atorvastatin (Lipitor).
- Simvastatin (Zocor).
- Rosuvastatin (Crestor).
- Pravastatin (Pravachol).

d. Häufige Nebenwirkungen :
- Muskelschmerzen.
- Erhöhung der Leberenzyme.
- Verdauungsstörungen.
- Risiko von Diabetes (selten).
-

Diese Medikamente spielen eine wichtige Rolle bei der Behandlung von Herz-Kreislauf-Erkrankungen. Ihre Verabreichung erfordert jedoch eine sorgfältige Überwachung aufgrund möglicher Nebenwirkungen und Wechselwirkungen mit anderen Medikamenten. Eine effektive Kommunikation zwischen Patient, Pflegepersonal und Arzt ist entscheidend, um eine sichere und wirksame Anwendung dieser Medikamente zu gewährleisten.

Verwaltung und Aufsicht Nebenwirkungen.

Die Verabreichung von Medikamenten und die Überwachung ihrer Nebenwirkungen sind die Kernaufgaben des kardiologischen Pflegepersonals. Die sichere Verabreichung erfordert eine gründliche Kenntnis der einzelnen Medikamente, während die Überwachung dazu dient, Risiken für den Patienten zu erkennen und zu mindern.

1. Prinzipien der sicheren Verabreichung von Medikamenten
a. Die fünf richtigen Überprüfungen :
- Der richtige Patient : Überprüfen Sie immer den Namen und das Geburtsdatum.

- Das richtige Medikament : Stellen Sie sicher, dass das verordnete Medikament auch tatsächlich verabreicht wird.
- Die richtige Dosis: Überprüfen Sie die verschriebene Dosis und vergleichen Sie sie mit der von Ihnen verabreichten Dosis.
- Der richtige Weg: Oral, intravenös, subkutan, etc.
- Der richtige Zeitpunkt: Halten Sie sich an die vorgeschriebenen Abstände zwischen den einzelnen Dosen.

b. Technik der Verabreichung :
- Achten Sie bei der intravenösen Verabreichung auf Sterilität.
- Überprüfen Sie auf bekannte Kontraindikationen oder Allergien.
- Informieren Sie den Patienten immer darüber, was Sie verabreichen.

2. Überwachung von Nebenwirkungen
a. Allgemeine Beobachtungen :
- Messen Sie regelmäßig Ihre Vitalwerte.
- Achten Sie auf Blutungen oder Hämatome, insbesondere bei Antikoagulanzien.
- Überprüfen Sie den Grad der Schmerzen oder des Unbehagens.
- Hören Sie sich die Bedenken und Rückmeldungen des Patienten an.

b. Biologische Tests :
- Bei einigen Medikamenten können regelmäßige Bluttests erforderlich sein, z.B. um die Wirksamkeit von Antikoagulantien zu überwachen oder die Leberfunktion bei bestimmten Statinen zu überprüfen.

c. Identifizierung von Nebenwirkungen :
- Beta-Blocker können z.B. eine Bradykardie verursachen. Wenn der Patient über extreme Müdigkeit oder Schwindel berichtet, kann dies auf einen zu langsamen Herzrhythmus hindeuten.

- Statine können, wie bereits erwähnt, Muskelschmerzen verursachen.

d. Interventionen bei Nebenwirkungen :
  - Dies kann von einer einfachen Überwachung bis hin zur Absetzung des Medikaments, einer Änderung der Dosis oder der Umstellung auf ein anderes Medikament reichen. Informieren Sie immer den Arzt über beobachtete Nebenwirkungen.

e. Patientenschulung :
  - Informieren Sie den Patienten über mögliche Nebenwirkungen, so dass er diese erkennen und Probleme melden kann.
  - Stellen Sie, wenn möglich, schriftliche Informationen zur Verfügung, damit der Patient sich später darauf beziehen kann.

Die richtige Verabreichung von Medikamenten und die Überwachung von Nebenwirkungen sind für die Sicherheit des Patienten von entscheidender Bedeutung. Die Krankenschwester spielt hierbei eine zentrale Rolle, indem sie als Vermittler zwischen Arzt und Patient fungiert und sicherstellt, dass die Behandlung so wirksam und sicher wie möglich ist. Eine offene Kommunikation mit dem Patienten, Aufklärung und sorgfältige Beobachtung sind die Schlüssel zu dieser Aufgabe.

Die Bedeutung der Patientenaufklärung.

Die Aufklärung des Patienten ist ein grundlegender Bestandteil der Krankenpflege. In der Kardiologie, wo die Patienten häufig mit Änderungen des Lebensstils, langfristigen Medikamenten und regelmäßiger Überwachung konfrontiert sind, sind das Verständnis und die aktive Beteiligung des Patienten für den Erfolg der Behandlung von entscheidender Bedeutung.

1. Zentrale Rolle in der Prävention und Verwaltung
a. Verständnis der Krankheit :
- Informierte Patienten verstehen die Natur ihrer Erkrankung besser, was ihnen hilft, medizinische Empfehlungen zu akzeptieren und zu befolgen.
b. Selbstverwaltung :
- Gebildete Patienten sind besser in der Lage, mit ihrer Erkrankung selbst umzugehen, indem sie die Symptome erkennen und die Bedeutung der Behandlung verstehen.

2. Einhaltung der Behandlung
a. Bedeutung der Medikation :
- Ein informierter Patient versteht, warum ihm ein Medikament verschrieben wird, welche Vorteile es hat, welche potenziellen Nebenwirkungen es hat und warum es regelmäßig eingenommen werden muss.
b. Bedeutung der medizinischen Überwachung :
- Die Aufklärung kann die Bedeutung regelmäßiger Arztbesuche oder Folgeuntersuchungen zur Überwachung des Fortschreitens der Krankheit oder der Wirksamkeit der Behandlung hervorheben.

3. Änderung des Lebensstils
a. Essgewohnheiten :
- Die Beratung über eine kardiosanitäre Ernährung kann helfen, die Risikofaktoren zu reduzieren.
b. Übung :
- Informierte Patienten verstehen die Bedeutung von körperlicher Aktivität, die an ihren Zustand angepasst ist.
c. Verzicht auf Tabak und Mäßigung bei Alkohol :
- Die Aufklärung unterstreicht die Gefahren bestimmter Gewohnheiten und wie diese Herzkrankheiten verschlimmern.

4. Reduzierung von Angst und Stärkung des Vertrauens
a. Aktive Teilnahme an der Behandlung :
- Patienten, die ihren Zustand und ihre Behandlung verstehen, sind oft weniger ängstlich und fühlen sich kontrollierter.

b. Offene Kommunikation :
- Die Aufklärung fördert den Dialog zwischen Patient und Gesundheitspersonal und stärkt so das gegenseitige Vertrauen.

5. Vorbereitung auf die Entlassung und Nachsorge
a. Selbstverwaltung zu Hause :
- Die Aufklärung bereitet die Patienten auf den Umgang mit ihrem Zustand nach der Entlassung aus dem Krankenhaus vor, indem sie die Bedeutung der täglichen Routine, der Medikamente und möglicher Warnzeichen hervorhebt.

b. Bedeutung von Selbsthilfegruppen :
- Die Patienten können über die Existenz von Selbsthilfegruppen oder Gemeinschaftsressourcen informiert werden, die ihnen auf ihrem Weg helfen können.

-

Patientenaufklärung ist nicht nur die Vermittlung von Informationen, sondern ein Prozess, der die Patienten dazu befähigt, ihre Gesundheit selbst in die Hand zu nehmen, eng mit ihrem medizinischen Team zusammenzuarbeiten und ihre Lebensqualität zu verbessern. In der Kardiologie spielt die Aufklärung angesichts der oft chronischen Natur der Krankheiten eine entscheidende Rolle bei der Förderung eines gesunden Lebens und der Reduzierung von Wiederaufnahmen und Komplikationen.

Kapitel 5 :
KOMMUNIKATION
MIT DEM HERZPATIENTEN

Die Ankündigung einer Diagnose : und Empfehlungen.

Die Mitteilung einer Diagnose, insbesondere wenn es sich um eine schwere oder chronische Erkrankung handelt, ist ein heikler und entscheidender Schritt in der therapeutischen Beziehung. Die Art und Weise, wie diese Information vermittelt wird, kann einen nachhaltigen Einfluss darauf haben, wie der Patient seine Krankheit wahrnimmt, wie er dem medizinischen Team vertraut und wie er sich auf die Behandlung einlässt. Hier sind einige Techniken und Empfehlungen für diese heikle Phase:

1. Vorbereitung auf die Anzeige
a. Wahl der Zeit und des Ortes :
- Stellen Sie sicher, dass die Umgebung privat und ruhig ist, ohne Ablenkungen oder Unterbrechungen.
- Der Zeitpunkt sollte für eine eingehende Diskussion geeignet sein.
b. Sammeln Sie alle notwendigen Informationen:
- Seien Sie bereit, Einzelheiten über die Diagnose, die Prognose und die nächsten Schritte anzugeben.
c. Vorhandensein von Unterstützung :
- Schlagen Sie dem Patienten vor, einen Angehörigen mitzunehmen, der ihn emotional unterstützt und ihm hilft, die Informationen zu behalten und zu verstehen.

2. Technik der Anzeige

a. Beginnen Sie mit einer Einleitung :
- "Ich habe Ihre Testergebnisse und würde sie gerne mit Ihnen besprechen. Dies gibt den Ton an und bereitet den Patienten vor.

b. Klare und einfache Sprache :
- Vermeiden Sie medizinischen Fachjargon. Verwenden Sie Begriffe, die der Patient verstehen kann, und seien Sie dabei präzise und ehrlich.

c. Überprüfen Sie das Verständnis des Patienten :
- Stellen Sie offene Fragen wie "Was verstehen Sie von dem, was ich gerade gesagt habe?", um sein Verständnis zu bewerten.

d. Überprüfen Sie die Behandlungsmöglichkeiten:
- Geben Sie einen Überblick über die nächsten Schritte, mögliche Behandlungen und deren Auswirkungen.

e. Berücksichtigen Sie die emotionale Reaktion :
- Seien Sie empathisch. Erkennen Sie die Emotionen des Patienten an: "Ich verstehe, dass dies für Sie überwältigend ist".

3. Nach der Ankündigung

a. Geben Sie dem Patienten die Gelegenheit, Fragen zu stellen:
- Stellen Sie sicher, dass er genügend Zeit hat, um Fragen zu stellen und seine Bedenken zu äußern.

b. Stellen Sie Ressourcen zur Verfügung:
- Bieten Sie Broschüren, vertrauenswürdige Webseiten und andere Bildungsressourcen im Zusammenhang mit der Diagnose an.

c. Schlagen Sie eine Folgemaßnahme vor :
- Planen Sie eine weitere Konsultation, um die Einzelheiten und Behandlungsmöglichkeiten zu besprechen und eventuelle neue Fragen zu beantworten.

d. Ermutigen Sie zu emotionaler Unterstützung:
- Schlagen Sie Selbsthilfegruppen, Therapien oder Fachleute vor, die auf emotionale Unterstützung für diejenigen spezialisiert sind, die eine Diagnose erhalten haben.

4. Allgemeine Empfehlungen
a. Kommunikationsausbildung :
- Die Angehörigen der Gesundheitsberufe können eine spezielle Schulung erhalten, wie schwierige Nachrichten zu kommunizieren sind.
b. Selbstversorgung :
- Die Mitteilung einer Diagnose kann auch für die Fachkraft emotional schwierig sein. Nehmen Sie sich die Zeit, sich mit Ihren eigenen Emotionen zu beschäftigen und bei Bedarf Unterstützung zu suchen.

Die Mitteilung einer Diagnose ist eine der wichtigsten und heikelsten Aufgaben des Gesundheitspersonals. Eine effektive Kommunikation, die von Mitgefühl und Respekt geprägt ist, kann dazu beitragen, eine starke therapeutische Beziehung aufzubauen und den Patienten durch die bevorstehenden Herausforderungen zu führen.

Therapeutische Ausbildung: Geben die Schlüssel zur Prävention an den Patienten weitergeben.

Die therapeutische Ausbildung ist ein patientenzentrierter Ansatz, der darauf abzielt, dem Patienten die Fähigkeiten, das Wissen und das Vertrauen zu vermitteln, die er benötigt, um seine Krankheit proaktiv zu bewältigen. In der Kardiologie, wo Änderungen des Lebensstils eine entscheidende Rolle bei der Vermeidung von Komplikationen und der Bewältigung von Symptomen

47

spielen, ist die therapeutische Ausbildung ein Eckpfeiler der Behandlung.

1. Was ist therapeutische Bildung?

a. Definition :

- Ein strukturierter Ansatz zur Information, Schulung und Unterstützung von Patienten in Bezug auf ihre Krankheit, Behandlung und Prävention.

b. Ziele :

- Verbesserung des Verständnisses des Patienten für seine Krankheit.
- Stärkung der Autonomie des Patienten bei der Bewältigung des Alltags.
- Förderung einer besseren Adhäsion an die Behandlung.

2. Über die Krankheit aufklären

a. Verständnis der Kardiopathie :

- Erklärung der Pathophysiologie, der Symptome und der möglichen Komplikationen.

b. Verbundene Risiken :

- Informationen über Risikofaktoren wie Bluthochdruck, Diabetes, Rauchen etc.

c. Prognose :

- Eine realistische Perspektive der Erwartungen an die Entwicklung und Behandlung bieten.

3. Förderung eines gesunden Lebensstils

a. Ausgewogene Ernährung :

- Die Bedeutung einer Ernährung mit wenig Salz, gesättigten Fettsäuren und Zucker.
- Sensibilisierung für die Vorteile der mediterranen oder DASH-Diät für die Herzgesundheit.

b. Körperliche Betätigung :

- Die Bedeutung regelmäßiger Aktivitäten, die an den Zustand des Patienten angepasst sind.
- Richtlinien für die Häufigkeit, Intensität, Art und Dauer bereitstellen.

c. Vermeidung von Toxinen :
- Ermutigung zum Aufgeben des Rauchens.
- Aufklärung über mäßigen Alkoholkonsum.

d. Stressmanagement :
- Entspannungstechniken, Meditation und Stressbewältigung zur Senkung des Blutdrucks und zur Verbesserung der Herzgesundheit.

4. Medikamentenmanagement

a. Die Behandlung verstehen :
- Erklären Sie die Rolle jedes Medikaments, seine möglichen Nebenwirkungen und seine Bedeutung.

b. Einhaltung der Behandlung :
- Techniken zur Sicherstellung einer regelmäßigen Einnahme: Pillenboxen, Alarme, Routinen.

5. Selbstmanagement der Symptome

a. Erkennung von Symptomen :
- Aufklärung der Patienten über Warnsignale wie Kurzatmigkeit oder Brustschmerzen.

b. Zu ergreifende Maßnahmen :
- Was ist zu tun, wenn sich die Symptome verschlimmern oder neue Symptome auftreten?

6. Verpflichtung zur medizinischen Betreuung

a. Bedeutung der Termine :
- Sensibilisierung für die Notwendigkeit regelmäßiger Kontrollen und Folgetests.

b. Führen von Gesundheitstagebüchern :
- Ermutigen Sie den Patienten, ein Tagebuch über seine Symptome, seine Ernährung, seine Bewegung usw. zu führen.

Die therapeutische Ausbildung ist eine langfristige Investition in die Gesundheit und das Wohlbefinden des Patienten. Indem man dem Patienten die notwendigen Instrumente an die Hand gibt, um seine Herzgesundheit selbst in die Hand zu nehmen, stärkt man seine aktive

Rolle in seinem Behandlungsverlauf, mit nachhaltigen Vorteilen für seine Lebensqualität und seine Langlebigkeit.

Berücksichtigung der psychologischen Dimension: Umgang mit Ängsten, Stress, Depressionen.

Die psychologische Dimension spielt eine entscheidende Rolle bei der Behandlung von Patienten mit Herzerkrankungen. Herzerkrankungen können einen tiefgreifenden Einfluss auf das psychische Wohlbefinden des Patienten haben, ebenso wie Angst, Stress und Depressionen die Herzgesundheit beeinflussen können. Daher ist es wichtig, einen ganzheitlichen Ansatz zu verfolgen, der die psychische Gesundheit als untrennbaren Bestandteil der Herzversorgung betrachtet.

1. Die psychologischen Auswirkungen von Herzerkrankungen
a. Der Schock der Diagnose :
  • Die anfänglichen Emotionen wie Verleugnung, Angst und Ungewissheit.
b. Tägliche Sorgen :
  • Sorge über Symptome, Rückfall oder chirurgische Eingriffe.
c. Auswirkungen auf das Selbstbild :
  • Wie Veränderungen des Lebensstils, körperliche Einschränkungen oder Narben das Selbstwertgefühl beeinflussen können.

2. Identifizierung von Anzeichen und Symptomen
a. Symptome von Angstzuständen :
  • Herzklopfen, übermäßiges Schwitzen, Zittern, Kurzatmigkeit.

b. Anzeichen einer Depression :
- Anhaltende Traurigkeit, Verlust des Interesses, Veränderungen des Appetits oder des Gewichts, Müdigkeit.

c. Chronischer Stress :
- Muskelverspannungen, Kopfschmerzen, Reizbarkeit, Schlaflosigkeit.

3. Techniken zur Bewältigung von Angst und Stress
a. Entspannungstechniken :
- Tiefe Atmung, Meditation, geführte Visualisierung.

b. Kognitive und Verhaltenstherapien :
- Negative Gedanken in Frage stellen, Problemlösungsfähigkeiten entwickeln.

c. Körperliche Aktivität :
- Bewegung als Mittel zur Reduzierung von Stress und zur Verbesserung der Stimmung.

d. Selbsthilfegruppen :
- Erfahrungen mit anderen Herzpatienten auszutauschen, sich verstanden und unterstützt zu fühlen.

4. Umgang mit Depressionen
a. Einzeltherapie :
- Arbeiten Sie mit einem Therapeuten zusammen, um die zugrunde liegenden Ursachen zu erforschen und Bewältigungsstrategien zu entwickeln.

b. Medikation :
- Antidepressiva und ihre Rolle, mögliche Nebenwirkungen.

c. Interventionen im Bereich Lebensstil :
- Die Bedeutung von ausreichendem Schlaf, einer ausgewogenen Ernährung und positiven sozialen Beziehungen.

5. Die Bedeutung von Unterstützung
a. Familie und Freunde :

- Ihre Rolle bei der emotionalen Unterstützung, Ermutigung und Hilfe bei den täglichen Aufgaben.

b. Angehörige der Gesundheitsberufe :
- Zusammenarbeit mit Kardiologen, Psychologen, Psychiatern und anderen Fachärzten.

c. Bildung und Bewusstsein :
- Dem Patienten helfen, den Zusammenhang zwischen Herzgesundheit und geistiger Gesundheit zu verstehen.

6. Vorbeugung

a. Stressfaktoren identifizieren :
- Erkennen Sie die Auslöser und entwickeln Sie Strategien, um damit umzugehen.

b. Wellness-Routine :
- Stellen Sie eine tägliche Routine auf, die Zeit für sich selbst, Entspannung, Bewegung und angenehme Aktivitäten beinhaltet.

c. Regelmäßige Überwachung :
- Regelmäßige Konsultationen mit medizinischem Fachpersonal zur Überwachung und Behandlung der Symptome.

Es ist klar, dass die psychologische Dimension bei der Behandlung von Herzerkrankungen von grundlegender Bedeutung ist. Eine besondere Aufmerksamkeit für den emotionalen und mentalen Zustand des Patienten sowie die Bereitstellung der notwendigen Instrumente zur Bewältigung von Stress, Angst und Depressionen sind für eine vollständige Genesung und eine optimale Lebensqualität von entscheidender Bedeutung.

Kapitel 6 :
ETHISCHE HERAUSFORDERUNGEN
UND BERUFSTÄTIGE

Begleitung am Lebensende
in der Kardiologie.

Das Lebensende ist für Patienten mit fortgeschrittener Herzerkrankung und ihre Familien eine besonders heikle und emotionale Phase. Die Begleitung in dieser Phase erfordert einen ganzheitlichen Ansatz, der sich auf Mitgefühl, Zuhören und Respekt vor den Entscheidungen des Patienten konzentriert und gleichzeitig die bestmögliche Lebensqualität sicherstellt.

1. Erkennen Sie die Anzeichen der terminalen Phase.
a. Klinische Verschlechterung :
   • Wiederkehrende Episoden von Herzinsuffizienz, anhaltende Atemnot, extreme Müdigkeit.
b. Refraktäre Symptome :
   • Ständige Brustschmerzen, behandlungsresistente Ödeme.
c. Funktionelle Veränderungen :
   • Nachlassen der täglichen Aktivitäten, zunehmende Abhängigkeit von den Betreuern.

2. Kommunikation über das Lebensende
a. Das Thema ansprechen :
   • Zeitpunkt und Art der Einleitung der Diskussion.
b. Informieren ohne zu veräußern :
   • Bereitstellung klarer und realistischer Informationen unter Berücksichtigung der Gefühle des Patienten und seiner Familie.
c. Berücksichtigung der Wünsche des Patienten :

- Patientenverfügungen, Patientenverfügungen usw.

3. Umgang mit Symptomen
a. Schmerzlinderung :
  - Verwendung von Analgetika, ggf. Opioiden.
b. Umgang mit Dyspnoe :
  - Sauerstofftherapie, Medikamente, Entspannungstechniken.
c. Andere Symptome :
  - Behandlung von Ödemen, Schlaflosigkeit, Angstzuständen usw.

4. Psychologische und spirituelle Unterstützung
a. Emotionale Begleitung :
  - Psychologische Unterstützung für den Patienten und seine Familie.
b. Seelischer Beistand :
  - Seelsorger, spirituelle Berater, Rituale und religiöse Praktiken.

5. Ethik und schwierige Entscheidungen
a. Begrenzung oder Beendigung der Behandlung :
  - Diskussion über die Fortsetzung, Einschränkung oder Beendigung von invasiven Eingriffen, Medikamenten etc.
b. Respektierung der Wünsche des Patienten :
  - Sicherstellen, dass die Entscheidungen die Präferenzen und Werte des Patienten widerspiegeln.
c. Sedierung im Endstadium :
  - Verwendung bei therapieresistenten Symptomen, um den Komfort des Patienten zu gewährleisten.

6. Die Rolle des Pflegeteams
a. Teamarbeit :
  - Zusammenarbeit von Kardiologen, Krankenpflegern, Sozialarbeitern, Psychologen usw.
b. Sich um sich selbst kümmern :
  - Erkennen und Bewältigen von Stress und Burnout.

c. Weiterbildung :
- Schulung in Sterbebegleitung, Ethik, Kommunikation.

7. Nach dem Tod
a. Unterstützung der Familie :
- Hilfe bei Behördengängen, psychologische Unterstützung.

b. Trauer :
- Erkennen Sie die Phasen der Trauer und stellen Sie Ressourcen und Unterstützungsgruppen zur Verfügung.

c. Gedenken :
- Das Andenken des Patienten ehren, sein Leben feiern.

Die Sterbebegleitung in der Kardiologie ist ein komplexer Prozess, der einen multidimensionalen Ansatz erfordert. Neben den medizinischen Maßnahmen geht es darum, den Menschen in seiner Gesamtheit zu betrachten, seine Wünsche zu hören, seinen Komfort zu gewährleisten und seine Familie zu unterstützen. Dies ist eine anspruchsvolle und zugleich zutiefst menschliche Aufgabe für das gesamte Pflegeteam.

Teamarbeit: Zusammenarbeit mit Ärzten, Pflegekräften, etc.

In einem medizinischen Umfeld, insbesondere in der Kardiologie, ist die Betreuung des Patienten nicht die Aufgabe einer einzelnen Person, sondern eines multidisziplinären Teams. Diese Zusammenarbeit ermöglicht eine umfassende, optimale und persönliche Behandlung. Die Arbeit im Team kann jedoch auch eine Reihe von Herausforderungen mit sich bringen. Lassen Sie uns die verschiedenen Aspekte der Zusammenarbeit betrachten, von den Vorteilen bis hin zu den möglichen Hindernissen.

1. Die wichtigsten Akteure des Teams
a. Ärzte :
* Kardiologen, Herzchirurgen, Allgemeinmediziner.

b. Krankenschwestern :
* Krankenpfleger, die auf Kardiologie spezialisiert sind, klinische Krankenpfleger.

c. Pflegehelfer :
* Ihre Rolle bei der Grundversorgung und der täglichen Unterstützung.

d. Andere Fachleute :
* Diätassistenten, Physiotherapeuten, Psychologen, Sozialarbeiter, Techniker für bildgebende Verfahren etc.

2. Die Vorteile der Zusammenarbeit
a. Vollständige Übernahme :
* Eine 360°-Sicht auf die Bedürfnisse des Patienten.

b. Vielfalt der Kompetenzen :
* Jedes Mitglied bringt sein spezifisches Fachwissen ein.

c. Bereichernder Austausch :
* Möglichkeit, Fälle zu diskutieren, zu lernen und sich anzupassen.

d. Kontinuität der Pflege :
* Sicherstellung eines fließenden Übergangs zwischen den verschiedenen Phasen der Behandlung.

3. Die Herausforderungen der Zusammenarbeit
a. Kommunikation :
* Wichtigkeit der Einrichtung klarer Kommunikationskanäle.

b. Einhaltung der Kompetenzen :
* Wertschätzung und Anerkennung der Rolle jedes Einzelnen.

c. Konfliktmanagement :
* Techniken zur Entschärfung und Lösung von Meinungsverschiedenheiten.

d. Koordination :
- Sicherstellung einer effektiven Koordination zwischen den verschiedenen Akteuren.

4. Techniken und Werkzeuge für eine effektive Zusammenarbeit
a. Regelmäßige Teamsitzungen :
- Zeit für Austausch, Fokussierung und Diskussion komplexer Fälle.

b. Technologische Hilfsmittel :
- Gemeinsame Informationssysteme, elektronische Akten, Kommunikationsanwendungen.

c. Berufsübergreifende Schulungen :
- Gemeinsame Schulungen zur Verbesserung des gegenseitigen Verständnisses der Rollen.

5. Die zentrale Rolle der Krankenschwester
a. Ombudsmann :
- Vermittler der Kommunikation zwischen dem Patienten und dem medizinischen Team.

b. Koordinator :
- Organisieren und überwachen Sie die Umsetzung des Pflegeplans.

c. Erzieher :
- Informationen austauschen, Helfer und Patienten schulen.

6. Die Bedeutung der gegenseitigen Anerkennung
a. Aufwertung der Rollen :
- Erkennen Sie die Bedeutung jedes Teammitglieds.

b. Regelmäßiges Feedback :
- Austausch über Erfolge, Herausforderungen und Verbesserungsbereiche.

c. Feiern von Erfolgen :
- Momente, um Erfolge zu feiern und den Zusammenhalt des Teams zu stärken.

-

Teamarbeit ist in der Kardiologie von grundlegender Bedeutung. Sie gewährleistet eine ganzheitliche Betreuung des Patienten, die medizinisches Fachwissen, Krankenpflege, psychologische Unterstützung und vieles mehr umfasst. Damit diese Zusammenarbeit erfolgreich ist, bedarf es gegenseitiger Kommunikation, Respekt, Ausbildung und Anerkennung.

Stressbewältigung und der Arbeitsbelastung.

Die Arbeit in der Kardiologie ist oft mit langen und unregelmäßigen Arbeitszeiten, mehr Verantwortung und einer hohen emotionalen Belastung verbunden. Insbesondere Krankenschwestern und -pfleger stehen an vorderster Front, um Notfälle zu behandeln, Kontakt zu den Patienten herzustellen und eine Vielzahl von Aufgaben zu übernehmen. In diesem Zusammenhang ist die Bewältigung von Stress und Arbeitsbelastung von entscheidender Bedeutung für die Aufrechterhaltung einer optimalen psychischen und physischen Gesundheit und die Erbringung einer qualitativ hochwertigen Pflege.

1. Die Quellen von Stress verstehen
a. Externe Faktoren :
  • Hektisches Arbeitstempo, Notfälle, Mangel an Ressourcen, etc.
b. Interne Faktoren :
  • Streben nach Perfektion, Angst vor Versagen, selbstauferlegter Druck usw.
c. Emotionale Belastung :
  • Konfrontation mit Krankheit, Tod und der Not der Patienten und ihrer Familien.

2. Symptome von Stress
a. Physik :
- Müdigkeit, Kopfschmerzen, Schlafstörungen, etc.

b. Geistig :
- Reizbarkeit, Angstzustände, Depressionen, Konzentrationsschwäche.

c. Verhalten :
- Prokrastination, Isolation, übermäßiger Alkohol- oder Nahrungsmittelkonsum etc.

3. Strategien zur Verwaltung der Arbeitslast
a. Planung und Organisation :
- Setzen von Prioritäten, Zeitmanagement, Nutzung von Planungsinstrumenten.

b. Delegation :
- Erkennen Sie, welche Aufgaben anderen übertragen werden können.

c. Weiterbildung :
- Erwerb neuer Fähigkeiten, um Aufgaben effektiv zu bewältigen.

d. Pausen einlegen :
- Die Bedeutung von Ruhepausen, um die Batterien wieder aufzuladen.

4. Techniken zur Stressbewältigung
a. Tiefe Atmung und Meditation :
- Techniken, um sich zu zentrieren und mit Ängsten umzugehen.

b. Körperliche Betätigung :
- Freisetzung von Endorphinen, Muskelentspannung.

c. Soziale Verbindung :
- Sprechen Sie über Ihre Gefühle, suchen Sie Unterstützung bei Kollegen, Freunden und Familie.

d. Freizeit und angenehme Aktivitäten :
- Sich außerhalb des beruflichen Kontextes erholen.

5. Die Bedeutung von Aufsicht und professioneller Unterstützung

a. Regelmäßige Aufsicht :
- Spezielle Bereiche für die Diskussion von Herausforderungen, Emotionen und Strategien.

b. Psychologische Unterstützungsdienste :
- Zugang zu professioneller Hilfe bei Stress, Burnout etc.

6. Prävention als Schlüssel

a. Erkennen Sie Ihre Grenzen :
- Wissen, wann Sie eine Pause einlegen oder um Hilfe bitten müssen.

b. Selbstversorgung :
- Gesunde Routinen einrichten, ausreichend schlafen, gut essen.

c. Sensibilisierung und Ausbildung am Arbeitsplatz :
- Workshops, Informationssitzungen zum Thema Stressmanagement für das Personal.

7. Zusätzliche Ressourcen

a. Bücher, Podcasts, Anwendungen :
- Werkzeuge zum Erlernen neuer Techniken zur Stressbewältigung.

b. Selbsthilfegruppen :
- Räume für den Austausch von Erfahrungen und Ratschlägen.

Die Bewältigung von Stress und Arbeitsbelastung ist für kardiologische Fachkräfte von entscheidender Bedeutung. Durch das Erkennen von Stressquellen, die Anwendung von Bewältigungsstrategien und die Suche nach geeigneter Unterstützung ist es möglich, in diesem anspruchsvollen Bereich zu navigieren und gleichzeitig das eigene Wohlbefinden zu erhalten und eine hervorragende Patientenversorgung zu bieten.

Kapitel 7 :
WEITERBILDUNG UND
DIE ZUKUNFTSAUSSICHTEN

Mögliche Spezialisierungen: Rhythmologie, Herzchirurgie.

Das Gebiet der Kardiologie ist umfangreich und entwickelt sich mit den technologischen und wissenschaftlichen Fortschritten weiter. Für Krankenpfleger, die sich für dieses Gebiet begeistern, gibt es verschiedene Spezialisierungen, die es ihnen ermöglichen, sich auf bestimmte Unterbereiche zu konzentrieren und ihre Fähigkeiten zu vertiefen. In diesem Kapitel werden wir uns mit zwei wichtigen Spezialisierungen befassen: Rhythmologie und Herzchirurgie.

1. Rhythmologie
a. Einleitung :
  • Was ist Rhythmologie? Ein Überblick über diese Unterspezialität.
b. Herzrhythmusstörungen :
  • Arrhythmien, Vorhofflimmern, Tachykardie, Bradykardie, etc.
c. Rhythmologische Verfahren :
  • Katheterablation, Implantation von Herzschrittmachern, Defibrillatoren.
d. Die Rolle der Krankenschwester in der Rhythmologie :
  • Vorbereitung der Patienten auf die Verfahren, postinterventionelle Überwachung, Aufklärung der Patienten über implantierbare Geräte, langfristige Nachsorge.

e. Erforderliche Ausbildung und Fähigkeiten :
  • Spezifische Lehrgänge, Zertifizierungen und Zusatzausbildungen.

2. Die Herzchirurgie

a. Einleitung :
  • Überblick über die Herzchirurgie und ihre Bedeutung.
b. Arten von chirurgischen Eingriffen :
  • Koronare Bypass-Operation, Herzklappenchirurgie, Herztransplantation, Aortenchirurgie usw.
c. Die präoperative Periode :
  • Die Rolle der Krankenschwester bei der Vorbereitung des Patienten, der präoperativen Bewertung und der Patientenaufklärung.
d. Die postoperative Periode :
  • Überwachung der Lebenszeichen, Schmerzmanagement, Wundversorgung, mögliche Komplikationen.
e. Kardiale Rehabilitation :
  • Rehabilitationsprogramm, Patientenschulung, Ermutigung zu körperlicher Aktivität.
f. Erforderliche Ausbildung und Fähigkeiten :
  • Spezialisierung auf kardiologische Intensivpflege, Praktika in der Herzchirurgie, spezifische Zertifizierungen.

3. Die Herausforderungen und Belohnungen der Spezialisierungen

a. Ausbildungsverpflichtungen :
  • Notwendigkeit der Weiterbildung, wissenschaftliche Überwachung.
b. Emotionales Management :
  • Konfrontation mit Situationen von hoher Intensität, emotionale Unterstützung von Patienten und Familien.
c. Berufliche Auszeichnungen :
  • Zufriedenheit mit der Rettung von Leben, Anerkennung der spezialisierten Rolle, Möglichkeit zur beruflichen Entwicklung.

4. Zukunftsperspektiven
a. Technischer Fortschritt :
  • Neue Geräte, weniger invasive Operationstechniken.
b. Klinische Forschung und Entwicklung :
  • Beteiligung an klinischen Studien, Anpassung an neue
    Richtlinien und Empfehlungen.
c. Karrieremöglichkeiten :
  • Führungspositionen, Lehre, Forschung.

Rhythmologie und Herzchirurgie sind zwei spannende
Spezialisierungen in der Kardiologie, die Krankenpflegern
die Möglichkeit bieten, ihr Wissen zu vertiefen,
spezialisierte Fähigkeiten zu entwickeln und einen
bedeutenden Einfluss auf das Leben der Patienten zu
haben. Diese Spezialisierungen erfordern ein Engagement
in Bezug auf Ausbildung und Praxis, bieten aber auch
enorme berufliche und persönliche Belohnungen.

Die Bedeutung der regelmäßigen Aktualisierung des Wissens.

Die Medizin ist ein Bereich, der sich ständig
weiterentwickelt. Täglich werden neue Entdeckungen
gemacht, fortschrittliche Technologien entstehen und
Protokolle und Richtlinien ändern sich regelmäßig aufgrund
neuer Erkenntnisse. Insbesondere in der Kardiologie
können diese Fortschritte das Leben der Patienten
verändern, so dass die regelmäßige Aktualisierung des
Wissens für alle Angehörigen der Gesundheitsberufe,
einschließlich der Krankenschwestern, von entscheidender
Bedeutung ist.

1. Eine sich ständig verändernde medizinische Welt

a. Neue Entdeckungen :
- Auswirkungen von Forschung und klinischen Studien auf das Verständnis von Herzerkrankungen und deren Behandlung.

b. Technischer Fortschritt :
- Entstehung von anspruchsvolleren Geräten und Techniken für die Diagnose, Behandlung und Nachsorge von Herzpatienten.

c. Wechselnde Protokolle :
- Änderungen der klinischen Richtlinien, die auf neuen Erkenntnissen beruhen.

2. Implikationen für das kardiologische Pflegepersonal

a. Bessere Versorgung für die Patienten :
- Anwendung der neuesten Methoden und Techniken zur Verbesserung der Ergebnisse für die Patienten.

b. Berufliche Verantwortung :
- Ethische und rechtliche Verpflichtung, Pflegeleistungen auf der Grundlage der besten verfügbaren Beweise zu erbringen.

c. Patientensicherheit :
- Reduzierung von medizinischen Fehlern und Komplikationen, indem Sie über die besten Praktiken informiert bleiben.

3. Mittel zur Aktualisierung

a. Fortlaufende Schulungen :
- Kurse, Seminare, Workshops, die von professionellen oder akademischen Institutionen organisiert werden.

b. Fachveröffentlichungen :
- Medizinische Zeitschriften, Artikel, Fachzeitschriften.

c. Konferenzen und Kongresse :
- Teilnahme an nationalen und internationalen Veranstaltungen, um Experten zu hören und sich mit Gleichgesinnten auszutauschen.

d. Berufliche Netzwerke :
- Gruppen von Krankenschwestern und Krankenpflegern, Berufsverbände, Online-Plattformen zum Austausch von Wissen und Erfahrungen.

4. Herausforderungen des Updates
a. Schnelligkeit der Entwicklung :
- Schwierigkeit, mit den neuen Informationen Schritt zu halten.

b. Informationsunterscheidung :
- Bewertung der Qualität und Relevanz der neuen Informationen.

c. Zeit und Kosten :
- Finden Sie Zeit und Ressourcen für die Weiterbildung.

5. Auswirkungen auf die Karriere
a. Berufliche Anerkennung :
- Stärkung der Glaubwürdigkeit und des Respekts bei Kollegen und Vorgesetzten.

b. Beruflicher Aufstieg :
- Aufstiegs- und Spezialisierungsmöglichkeiten durch aktuelles Fachwissen.

c. Persönliche Zufriedenheit :
- Gefühl der Erfüllung durch die Bereitstellung der bestmöglichen Pflege.

Die regelmäßige Aktualisierung der Kenntnisse ist nicht nur eine Pflicht für Kardiologiepfleger, sondern auch eine Notwendigkeit, um die Qualität und Sicherheit der Patientenversorgung zu gewährleisten. Sie erfordert Hingabe, Neugier und Engagement für berufliche Spitzenleistungen.

Innovationen in der Kardiologie :
die Pflege von morgen.

Die Kardiologie befindet sich, wie viele andere medizinische Bereiche auch, in einem ständigen Wandel, der durch technologischen Fortschritt, wissenschaftliche Entdeckungen und die Notwendigkeit, auf wachsende klinische Herausforderungen zu reagieren, vorangetrieben wird. Diese Innovationen verändern die Art und Weise, wie Patienten diagnostiziert, behandelt und überwacht werden. In diesem Kapitel werden wir einige der jüngsten und vielversprechendsten Innovationen untersuchen, die die Zukunft der Herzversorgung prägen.

1. Fortschrittliche Diagnosetechnologien
a. 3D-Herzbildgebung :
  * Bietet eine detaillierte Ansicht des Herzens, wodurch die Genauigkeit der Diagnose verbessert wird.
b. Positronen-Emissions-Tomographie (PET) :
  * Zur Beurteilung der Gesundheit des Herzmuskels und zur Erkennung von Anomalien.
c. Wearables und Telemedizin :
  * Kontinuierliche Überwachung der Patienten aus der Ferne, Früherkennung von Anomalien.

2. Minimalinvasive und robotergestützte Eingriffe
a. Robotergestützte Chirurgie :
  * Höhere Genauigkeit, kürzere Erholungszeit, minimale Narbenbildung.
b. Katheterinterventionen :
  * Behandlung von Herzklappenerkrankungen ohne Operation am offenen Herzen.
c. Bioresorbierbare Implantate :
  * Stents, die sich mit der Zeit auflösen, wodurch die langfristigen Komplikationen verringert werden.

3. Gen- und Zelltherapien

a. Herzregeneration :
- Verwendung von Stammzellen zur Reparatur von beschädigtem Herzgewebe.

b. Genetisches Targeting :
- Genetisch basierte Therapien zur Behandlung spezifischer Erkrankungen.

4. Erweiterte Realität und virtuelle Realität

a. Bildung und Ausbildung :
- Einsatz von VR zur Schulung von Gesundheitspersonal in komplexen Verfahren.

b. Hilfe bei der Operation :
- 3D-Visualisierung während des Eingriffs für eine höhere Genauigkeit.

5. Künstliche Intelligenz und Datenanalyse

a. Vorhersage von Krankheiten :
- Datenanalyse zur Identifizierung von Risikopatienten.

b. Hilfe bei der Diagnose :
- KI-Systeme zur Erkennung von Anomalien in EKGs, Bildern, etc.

c. Verwaltung der Behandlung :
- KI, um die Behandlung an die individuellen Bedürfnisse anzupassen.

6. Neue Medikamente und Therapien

a. Zielmedikamente :
- Therapien auf der Grundlage der Molekularbiologie für eine wirksamere Behandlung mit weniger Nebenwirkungen.

b. Immuntherapie :
- Nutzung des Immunsystems zur Behandlung bestimmter Herzerkrankungen.

7. Die Herausforderungen von Innovationen

a. Zugang und Kosten :
- Sicherstellung eines fairen Zugangs zu neuen Technologien.

b. Ausbildung und Anpassung :
- Notwendigkeit der Schulung des Gesundheitspersonals in den neuen Techniken.

c. Ethik und Regulierung :
- Navigieren Sie durch die ethischen Fragen, die durch Fortschritte wie die genetische Manipulation aufgeworfen werden.

Die Zukunft der Kardiologie ist glänzend, mit vielen vielversprechenden Innovationen, die sich in der Entwicklung befinden. Diese Fortschritte bieten die Hoffnung auf bedeutende Verbesserungen in der Behandlung von Herzpatienten, erfordern aber auch ständiges Nachdenken und Training, um ethisch und effektiv in die Routineversorgung integriert zu werden.

Kapitel 8 :
WOHLBEFINDEN UND
DAS SELBSTMANAGEMENT DES
PATIENTEN

Ermutigung zu angepasster körperlicher Aktivität

Körperliche Aktivität spielt eine entscheidende Rolle bei der Vorbeugung und Behandlung von Herzerkrankungen. Sie kann dazu beitragen, die Herzfunktion zu verbessern, Risikofaktoren wie Fettleibigkeit, Bluthochdruck und hohes Cholesterin zu reduzieren und die allgemeine Ausdauer und Kraft zu stärken. Für Menschen mit Herzerkrankungen oder Risikopatienten ist es jedoch wichtig, dass die körperliche Aktivität an ihre individuellen Bedürfnisse und Fähigkeiten angepasst wird.

1. Erste Bewertung
a. Medizinische Bewertung :
  • Identifizieren Sie die zugrunde liegenden medizinischen Bedingungen.
  • Beurteilung des aktuellen Fitnessniveaus.
b. Anhören der Sorgen des Patienten :
  • Verstehen Sie die Ängste und Befürchtungen des Patienten in Bezug auf körperliche Aktivität.
  • Identifizierung von Barrieren für körperliche Aktivität, seien sie physischer, emotionaler oder logistischer Art.

2. Erstellung eines Plans für körperliche Aktivität
a. Definition der Ziele :
  • Setzen Sie realistische Ziele, die auf den Bedürfnissen und Fähigkeiten des Patienten basieren.

b. Auswahl der Aktivitäten :
- Ermutigen Sie zu Beginn zu Aktivitäten mit geringer Auswirkung, wie z.B. Spazierengehen oder Schwimmen.
- Schlagen Sie Aktivitäten vor, die dem Patienten Spaß machen und die langfristig beibehalten werden können.

3. Überwachung und Anpassung
a. Regelmäßige Überwachung :
- Die Fortschritte des Patienten bewerten.
- Sicherstellen, dass die Aktivitäten sicher durchgeführt werden.
b. Anpassung des Plans :
- Erhöhen Sie die Intensität oder die Dauer der Aktivität allmählich.
- Führen Sie neue Aktivitäten ein, um Monotonie zu vermeiden.

4. Integration von körperlicher Aktivität in das tägliche Leben
a. Praktische Ratschläge :
- Ermutigen Sie den Patienten, einfache Mittel zur Steigerung seiner Aktivität zu verwenden, wie z.B. Treppensteigen oder einen Spaziergang zum Einkaufen.
b. Unterstützungsgruppen und Gemeinschaftsaktivitäten :
- Schlagen Sie vor, sich Laufgruppen oder geeigneten Übungsklassen anzuschließen, um soziale Unterstützung zu erhalten.

5. Bildung und Bewusstsein
a. Die Bedeutung von körperlicher Aktivität :
- Erklären Sie die Vorteile für die Herzgesundheit und die allgemeine Gesundheit.
- Hervorhebung potenzieller Verbesserungen der Lebensqualität.

b. Erkennung von Alarmzeichen :
- Die Patienten über die Symptome aufklären, auf die sie bei körperlicher Aktivität achten sollten, wie z.B. ungewöhnliche Brustschmerzen, übermäßige Kurzatmigkeit oder Schwindel.

c. Notwendige Vorsichtsmaßnahmen :
- Weisen Sie darauf hin, wie wichtig es ist, sich vor und nach der Aktivität aufzuwärmen und zu dehnen.
- Diskutieren Sie die Bedeutung der Flüssigkeitszufuhr und einer angemessenen Ernährung.

Die Förderung einer angemessenen körperlichen Aktivität ist ein wesentlicher Schritt in der Behandlung von Herzpatienten. Durch eine angemessene Aufklärung, die Erstellung individueller Aktivitätspläne und die kontinuierliche Unterstützung können Pflegekräfte eine zentrale Rolle bei der Förderung eines aktiven und gesunden Lebens für ihre Patienten spielen.

Herz-Kreislauf-Diät und Ernährung

Die Ernährung spielt eine zentrale Rolle bei der Vorbeugung und Behandlung von Herz-Kreislauf-Erkrankungen. Eine herzgesunde Ernährung ist eine wichtige Strategie zur Erhaltung eines gesunden Herzens, zur Kontrolle von Risikofaktoren und zur Verbesserung der allgemeinen Lebensqualität.

1. Grundprinzipien einer kardiosalutarischen Diät
a. Begrenzung von gesättigten und Transfetten :
- Verstehen Sie die Herkunft dieser Fette (fettes Fleisch, Vollmilchprodukte, frittierte Lebensmittel, bestimmte Backwaren usw.).
- Folgen eines übermäßigen Konsums für den Cholesterinspiegel und Herzkrankheiten.

b. Erhöhung der Aufnahme von ungesättigten Fetten :
- Vorteile von einfach und mehrfach ungesättigten Fetten.
- Hauptquellen: Olivenöl, Canolaöl, Nüsse, fetter Fisch, Samen.

c. Reduzierung des Natriumverbrauchs :
- Die Auswirkungen von zu viel Natrium auf den Blutdruck.
- Lernen Sie, die Etiketten zu lesen und sich für Produkte mit niedrigem Natriumgehalt zu entscheiden.

d. Aufnahme von Ballaststoffen :
- Vorteile von löslichen und unlöslichen Ballaststoffen für die Gesundheit des Herzens.
- Ballaststoffquellen: Gemüse, Obst, Vollkornprodukte, Hülsenfrüchte.

2. Die wichtigsten Nahrungsmittel in einer kardiosalutarischen Diät

a. Fisch, der reich an Omega-3-Fettsäuren ist :
- Vorteile von Omega-3-Fettsäuren.
- Empfehlungen für den Verzehr von Fisch wie Lachs, Makrele und Sardinen.

b. Ganze Körner :
- Die Bedeutung von Vollkornprodukten für die Herzgesundheit.
- Unterschiede zwischen Vollkorn und raffinierten Körnern.

c. Gemüse und Obst :
- Antioxidantien, Vitamine und Mineralien, die ein gesundes Herz fördern.
- Die Vielfalt von Gemüse und Obst für eine ausgewogene Ernährung.

d. Nüsse und Hülsenfrüchte :
- Der Nutzen von Nüssen und Hülsenfrüchten für die Herzgesundheit.
- Ratschläge für ihre tägliche Integration.

3. Gewichtsmanagement und Herzgesundheit

a. Die Bedeutung eines gesunden Gewichts :

- Verstehen Sie die Beziehung zwischen Körpergewicht, Blutdruck und Cholesterin.
- Risiken, die mit Fettleibigkeit oder Übergewicht verbunden sind.

b. Strategien zur Gewichtsabnahme :

- Die Bedeutung eines ausgewogenen Ansatzes, der eine gesunde Ernährung mit körperlicher Aktivität kombiniert.
- Vermeiden Sie Jo-Jo-Diäten und schnelle Lösungen.

4. Bildung und Bewusstsein

a. Die Bedeutung der Ernährung für die Herzgesundheit :

- Die Ernährung mit Risiken und Vorteilen für das Herz in Verbindung bringen.

b. Entmythologisierung der Volksregime :

- Analyse von Modediäten und ihren möglichen Auswirkungen auf die Herzgesundheit.

c. Kochen zu Hause :

- Ermutigung zur Zubereitung von hausgemachten Mahlzeiten als Mittel zur Kontrolle von Zutaten und Portionen.
- Bieten Sie kardiosalutarische Rezepte an.

Eine herzgesunde Ernährung ist ein Grundpfeiler der Herzgesundheit. Krankenschwestern und -pfleger spielen eine Schlüsselrolle bei der Aufklärung der Patienten über gute Ernährungsgewohnheiten und leiten sie zu gesunden Entscheidungen an, die ein gesundes Herz ein Leben lang unterstützen.

Umgang mit Rauchen und Alkohol und andere Risikofaktoren

Rauchen, übermäßiger Alkoholkonsum und andere riskante Verhaltensweisen gehören zu den wichtigsten Faktoren, die zu Herz-Kreislauf-Erkrankungen beitragen. Der Umgang mit diesen Faktoren ist entscheidend, um die Entstehung oder das Fortschreiten von Herzerkrankungen zu verhindern. Das Pflegepersonal spielt eine entscheidende Rolle bei der Aufklärung, Beratung und Begleitung der Patienten bei ihren Bemühungen, diese Verhaltensweisen zu ändern.

1. Rauchen
a. Auswirkungen des Rauchens auf das Herz :
  • Auswirkungen auf den Blutdruck, die Herzfrequenz und die Gefäßgesundheit.
  • Die Beziehung zwischen Rauchen und Atherosklerose.

b. Tipps zur Raucherentwöhnung :
  • Verhaltenstherapeutische und medikamentöse Strategien.
  • Psychologische Unterstützung und Selbsthilfegruppen.
c. Die elektronische Zigarette :
  • Analyse der aktuellen Daten über seine Sicherheit und Wirksamkeit als Hilfe bei der Raucherentwöhnung.
  • Verstehen Sie die potenziellen Risiken, die mit seiner Nutzung verbunden sind.

2. Alkoholkonsum
a. Auswirkungen von Alkohol auf das Herz :
  • Die Auswirkungen von mäßigem versus übermäßigem Alkoholkonsum.

- Risiken, die mit chronischem Alkoholkonsum verbunden sind, wie z. B. die alkoholische Kardiomyopathie.

b. Ratschläge für einen mäßigen Konsum :
- Definieren Sie, was ein mäßiger Konsum ist.
- Strategien zur Reduzierung des Verbrauchs.

c. Erkennen und Behandeln von Alkoholabhängigkeit :
- Entzugssymptome und Auswirkungen auf die Herzgesundheit.
- Verfügbare Ressourcen für die Betreuung.

3. Andere Risikofaktoren

a. Stress :
- Verstehen Sie die Beziehung zwischen chronischem Stress und Herzkrankheiten.
- Techniken zur Stressbewältigung, wie Meditation, Entspannung und Bewegung.

b. Freizeitdrogen :
- Die Risiken, die mit dem Konsum von Drogen wie Kokain oder Amphetaminen für die Herzgesundheit verbunden sind.
- Ratschläge und Ressourcen für diejenigen, die aufhören wollen.

c. Diabetes :
- Die Beziehung zwischen Diabetes, Insulinresistenz und Herzerkrankungen.
- Strategien zur Verwaltung und Vorbeugung von Diabetes.

4. Bildung und Bewusstsein

a. Verständnis der veränderbaren Risikofaktoren :
- Aufklärung über riskante Verhaltensweisen und ihre direkten und indirekten Folgen für die Herzgesundheit.

b. Förderung eines gesunden Lebensstils :
- Förderung einer ausgewogenen Ernährung, regelmäßiger körperlicher Betätigung und Stressbewältigung.

c. Zugang zu Ressourcen und Unterstützung :

- Bereitstellung von Informationen über Selbsthilfegruppen, Therapien und andere Ressourcen, die den Patienten helfen, mit ihren Risikofaktoren umzugehen.

Der Umgang mit Risikofaktoren wie Rauchen, Alkohol und anderen riskanten Verhaltensweisen ist für die Vorbeugung von Herzerkrankungen von entscheidender Bedeutung. Krankenschwestern und Krankenpfleger können aufgrund ihrer einzigartigen Position im Behandlungspfad der Patienten wertvolle Ratschläge, Aufklärung und kontinuierliche Unterstützung anbieten, um den Patienten zu helfen, einen gesunden Lebensstil anzunehmen und beizubehalten.

Kapitel 9 :
GLOBALE GESUNDHEIT UND KARDIOLOGIE

Vergleich der kardiologischen Praxis in verschiedenen Ländern

Die Behandlung von Herzerkrankungen ist in den verschiedenen Regionen der Welt unterschiedlich und wird von Faktoren wie der technologischen Entwicklung, den wirtschaftlichen Ressourcen, den Prioritäten der öffentlichen Gesundheit, der Kultur, der Bildung und den bestehenden Gesundheitssystemen beeinflusst. Dieser Vergleich bietet eine globale Perspektive auf die unterschiedlichen Ansätze in der Kardiologie.

1. Vereinigte Staaten
a. Technischer Fortschritt :
   • Die schnelle Einführung von Spitzentechnologien in Diagnose und Behandlung.
b. Gesundheitssystem :
   • Das Modell ist überwiegend privatisiert, mit hohen Kosten, aber schnellen Interventionen.
c. Prävalenz und Prävention :
   • Epidemien von Fettleibigkeit und Diabetes, aber mit einem starken Bewusstsein für die Prävention.

2. Europa (unter Berücksichtigung der Vielfalt der Länder)
a. Universelle Gesundheitsdienste :
   • Zugang zu einer qualitativ hochwertigen Gesundheitsversorgung in vielen Ländern durch die allgemeine Gesundheitsversorgung.

b. Fokus auf Prävention :
- Initiativen im Bereich der öffentlichen Gesundheit, wie die Reduzierung des Rauchens.

c. Forschung und Zusammenarbeit :
- Grenzüberschreitende Zusammenarbeit für Forschung und klinische Studien.

3. Afrika

a. Beschränkter Zugang zur Gesundheitsversorgung :
- In vielen Ländern sind die Ressourcen für die Kardiologie begrenzt.

b. Neu auftretende Krankheiten :
- Zunahme von Herzerkrankungen parallel zu anhaltenden Infektionskrankheiten.

c. Lokale Initiativen :
- Gemeinschaftsprogramme und kostengünstige Innovationen, die auf die Region zugeschnitten sind.

4. Asien

a. Vielfalt der Gesundheitssysteme :
- Von vollständig öffentlichen bis hin zu weitgehend privatisierten Systemen, je nach Land.

b. Herzkrankheiten und Lebensstil :
- Rasche Urbanisierung, Veränderungen in der Ernährung und Zunahme von Herzerkrankungen.

c. Traditionelle Medizin :
- Die Integration der traditionellen asiatischen Medizin in die Prävention und Behandlung.

5. Lateinamerika

a. Wachstum der kardiologischen Dienste :
- Investitionen in medizinische Ausbildung und Technologie.

b. Wirtschaftliche Herausforderungen :
- Ungleichheiten beim Zugang zur Gesundheitsversorgung in Abhängigkeit vom wirtschaftlichen Status.

c. Prävention und Erziehung :
- Programme mit Schwerpunkt auf Ernährung, Bewegung und Reduzierung des Rauchens.

6. Australien und Ozeanien
a. Fortschrittliche Gesundheitssysteme :
- Starke medizinische Infrastruktur, insbesondere in Australien und Neuseeland.
b. Einheimische Herzerkrankungen :
- Hohe Raten bei indigenen Völkern, die spezifische Ansätze erfordern.
c. Sensibilisierungsinitiativen :
- Öffentliche Präventions- und Bildungsprogramme.

Obwohl Herzerkrankungen eine globale Herausforderung sind, unterscheiden sich die Ansätze zu ihrer Behandlung in den verschiedenen Regionen erheblich. Wenn die Gesundheitsexperten diese Unterschiede verstehen, können sie von den besten Praktiken auf der ganzen Welt lernen und internationale Kooperationen in Betracht ziehen, um die Behandlung von Herzpatienten zu verbessern.

Kardiologiepfleger im Zusammenhang mit globalen Gesundheitskrisen

Globale Gesundheitskrisen, wie die COVID-19-Pandemie, haben erhebliche Auswirkungen auf alle Bereiche der Gesundheitsfürsorge, einschließlich der Kardiologie. Kardiologiepfleger spielen als wichtige Glieder der Herzpflegeteams eine entscheidende Rolle bei der Bewältigung dieser neuen Herausforderungen und der Sicherstellung der Kontinuität der kardiologischen Versorgung.

1. Direkte Auswirkungen von Krisen auf Herzkrankheiten
a. Auswirkungen von Viren auf das kardiovaskuläre System :

- Zum Beispiel kann COVID-19 zu Herzkomplikationen führen.

b. Unterbrechung der routinemäßigen Pflege :
- Verzögerungen bei der Diagnose, Behandlung und Intervention.

c. Erhöhter Stress und Ängste :
- Potenziell schädlich für Herzpatienten.

2. Anpassung der Praktiken
a. Telemedizin und Fernpflege :
- Nutzung von Technologien zur Überwachung und Beratung von Patienten.

b. Geänderte Notfallverfahren :
- Priorisierung der Fälle entsprechend ihrer Schwere und der mit der Pandemie verbundenen Risiken.

c. Schutzmaßnahmen :
- Persönliche Schutzausrüstung, verstärkte Desinfektionsprotokolle.

3. Verwaltung der Humanressourcen
a. Umverteilung :
- Einige Pflegekräfte können auf Intensivstationen oder in anderen Bereichen mit hohem Bedarf eingesetzt werden.

b. Akzelerierte Ausbildung :
- Aktualisierung der Fähigkeiten, mit den spezifischen Komplikationen einer Krise umzugehen.

c. Emotionale Unterstützung :
- Erkennung von Stress und Müdigkeit, Bereitstellung von Ressourcen für das Wohlbefinden der Pflegekräfte.

4. Bildung und Kommunikation

a. Information der Patienten :
- Über die Auswirkungen der Krise auf ihren Herzzustand und ihre Versorgung.

b. Interprofessionelle Zusammenarbeit :
- Verstärkte Kommunikation zwischen Kardiologen, Krankenschwestern und anderen medizinischen Fachleuten für eine optimale Behandlung.

c. Sensibilisierung der Öffentlichkeit :
- Wie wichtig es ist, trotz der Pandemie kardiale Symptome nicht zu vernachlässigen.

5. Lehren für die Zukunft

a. Bedeutung der Vorbereitung :
- Einführung von Protokollen, um auf künftige Krisen schnell reagieren zu können.

b. Aufwertung der Rolle der Krankenschwester :
- Anerkennung ihrer Anpassungsfähigkeit und ihres Einsatzes bei der Bewältigung von Herausforderungen.

c. Innovationen in der Pflege :
- Krisen stimulieren die Einführung neuer Pflegemethoden, wie z.B. Telemedizin, die auch nach der Krise fortbestehen können.

Das kardiologische Pflegepersonal hat angesichts der Herausforderungen, die sich aus globalen Gesundheitskrisen ergeben, eine bemerkenswerte Widerstandsfähigkeit und Anpassungsfähigkeit bewiesen. Sie stellen weiterhin eine grundlegende kardiologische Versorgung sicher, während sie sich den zusätzlichen Herausforderungen stellen, die solche Krisen mit sich bringen können. Ihre Rolle ist entscheidend, um die Kontinuität der Versorgung und die Sicherheit der Herzpatienten in diesen kritischen Momenten zu gewährleisten.

Zusammenarbeit und Internationaler Handel

Die Kardiologie profitiert, wie viele andere medizinische Bereiche auch, in hohem Maße von internationaler Zusammenarbeit und Austausch. Diese Interaktionen können verschiedene Formen annehmen: von der gemeinsamen klinischen Forschung über die medizinische Fortbildung bis hin zum Austausch bewährter Verfahren. Diese Kooperationen bieten nicht nur Vorteile für die Angehörigen der Gesundheitsberufe, sondern auch für die Patienten, die auf der Grundlage gemeinsamer Kenntnisse und Erfahrungen eine Spitzenversorgung erhalten.

1. Gemeinsame Suche
a. Multizentrische Projekte :
   * Klinische Studien, die in mehreren Ländern durchgeführt werden, erhöhen die Diversität der Patienten und verstärken die Gültigkeit der Ergebnisse.
b. Datenpools :
   * Internationale Datenbanken ermöglichen eine breitere und tiefere Analyse der Daten.
c. Gemeinsame Finanzierungsinitiativen :
   * Mehrere Länder oder Organisationen können gemeinsam große Forschungsprojekte finanzieren.

2. Bildung und Erziehung
a. Austauschprogramme für Fachkräfte :
   * Krankenschwestern, Ärzte und andere Berufsgruppen können eine Ausbildung im Ausland absolvieren, um neue Fähigkeiten zu erwerben.
b. Internationale Konferenzen und Seminare :
   * Diese Veranstaltungen bringen Experten aus der ganzen Welt zusammen, um sich über die neuesten Entwicklungen in der Kardiologie auszutauschen.

c. Online-Kurse und Webinare :
- Die Digitalisierung ermöglicht eine breitere Verbreitung von Wissen an ein internationales Publikum.

3. Austausch von Best Practices
a. Netzwerke und Berufsverbände :
- Organisationen wie die Europäische Gesellschaft für Kardiologie (ESC) fördern den Austausch von Richtlinien und Empfehlungen.

b. Mentoring-Programme :
- Anerkannte Experten können jüngere oder weniger erfahrene Fachkräfte aus anderen Ländern anleiten und ausbilden.

c. Beobachtungsbesuche :
- Kliniker können andere Krankenhäuser oder Kliniken im Ausland besuchen, um deren Methoden zu beobachten und von ihnen zu lernen.

4. Technologische Zusammenarbeit und Innovationen
a. Gemeinsame Entwicklung von Technologien :
- Länder oder Institutionen können zusammenarbeiten, um fortschrittliche diagnostische oder therapeutische Instrumente zu entwickeln.

b. Lizenzen und Technologietransfer :
- Erleichtert den Zugang zu Innovationen für Länder, die nicht über die erforderliche Technologie oder das erforderliche Fachwissen verfügen.

c. Anpassung der Innovationen an verschiedene Kontexte :
- Zum Beispiel die Anpassung eines High-Tech-Herzgerätes, damit es in Regionen mit geringen Ressourcen verwendet werden kann.

5. Gemeinsame Reaktionen auf globale Herausforderungen
a. Neu auftretende Krankheiten :
- Epidemien oder Pandemien können sich auf Herzpatienten auswirken. Eine koordinierte Reaktion kann den Umgang mit diesen Patienten optimieren.

b. Demographische Herausforderungen :
- Angesichts der Alterung der Bevölkerung oder des Auftretens neuer Risikofaktoren kann ein gemeinschaftlicher Ansatz zur Entwicklung wirksamer Präventionsstrategien beitragen.

c. Gesundheitliche und humanitäre Krisen :
- Bei Naturkatastrophen oder Konflikten kann die internationale Zusammenarbeit die Kontinuität der kardiologischen Versorgung gewährleisten.

Internationale Zusammenarbeit und Austausch bereichern die Kardiologie, indem sie die Kräfte, das Wissen und die Ressourcen von Gesundheitsexperten auf der ganzen Welt bündeln. Diese gemeinsamen Anstrengungen gewährleisten nicht nur eine kontinuierliche Verbesserung der Versorgung, sondern auch eine effektive und koordinierte Reaktion auf globale Herausforderungen.

Kapitel 10 :
DIE AUSWIRKUNGEN
DES KLIMAWANDELS
AUF DIE HERZGESUNDHEIT

Die Auswirkungen von Naturkatastrophen auf Herzpatienten verstehen

Naturkatastrophen, seien es Erdbeben, Überschwemmungen, Wirbelstürme oder andere große Wetterereignisse, haben weitreichende Auswirkungen auf die Gesundheitssysteme und insbesondere auf Herzpatienten. Diese Patienten, die bereits aufgrund ihres Zustands gefährdet sind, können von den direkten und indirekten Auswirkungen dieser Ereignisse besonders betroffen sein.

1. Unmittelbare physiologische Auswirkungen
a. Akuter Stress :
- Der durch eine Katastrophe verursachte Stress kann zu einem plötzlichen Anstieg des Blutdrucks, Tachykardie und möglicherweise zu einem Herzinfarkt führen.

b. Unterbrechung der Behandlung :
- Notfallevakuierungen und die Störung der täglichen Routine können dazu führen, dass Herzmedikamente vergessen oder abgesetzt werden.

c. Exposition gegenüber den Elementen :
- Die Patienten können Kälte, Feuchtigkeit oder übermäßiger Hitze ausgesetzt sein, was ihren Herzzustand verschlechtern kann.

2. Störungen des Gesundheitssystems

a. Beschädigte Infrastruktur :
- Krankenhäuser und Kliniken können beschädigt oder zerstört werden, was den Zugang zur Gesundheitsversorgung einschränkt.

b. Mangel an Medikamenten :
- Die Lieferketten können unterbrochen werden, was zu einem Mangel an wichtigen Medikamenten für Herzpatienten führt.

c. Personalmangel :
- Angehörige der Gesundheitsberufe können durch den Zustrom von Patienten persönlich betroffen oder überfordert sein.

3. Langfristige Folgen

a. Zunahme von chronischem Stress :
- Wiederaufbau, Vertreibung und persönliche Verluste können zu einem hohen und anhaltenden Stressniveau beitragen.

b. Änderungen des Lebensstils :
- Die Patienten können ungesündere Ernährungsgewohnheiten annehmen oder ihre körperliche Aktivität verringern, was ihren Herzzustand verschlechtert.

c. Einschränkung des Zugangs zur Nachsorge :
- Anhaltende Schäden an der Gesundheitsinfrastruktur können die Fortsetzung regelmäßiger Konsultationen und Behandlungen erschweren.

4. Spezifische Antworten und Vorbereitungen

a. Bildung und Bewusstsein :
- Herzpatienten müssen über die erhöhten Risiken bei Katastrophen informiert werden und darüber, wie sie sich vorbereiten können.

b. Notfallsets für Patienten :
- Ermutigen Sie die Patienten, ein Notfallset mit Medikamenten, Rezepten und anderen wichtigen Hilfsmitteln mitzuführen.

c. Notfallprotokolle für Angehörige der Gesundheitsberufe :
- Krankenhäuser und Kliniken sollten über spezielle Notfallpläne für die Behandlung von Herzpatienten während und nach einer Katastrophe verfügen.

Obwohl Naturkatastrophen Auswirkungen auf die gesamte Bevölkerung haben, gehören Herzpatienten zu den am stärksten gefährdeten Gruppen. Ein gründliches Verständnis dieser Auswirkungen sowie eine angemessene Vorbereitung und Reaktion sind entscheidend, um die Risiken für diese Bevölkerungsgruppe zu minimieren.

Förderung von nachhaltigen Praktiken in der Kardiologie

Nachhaltigkeit im Gesundheitswesen, insbesondere in der Kardiologie, betrifft nicht nur den Schutz der Umwelt. Sie soll auch sicherstellen, dass die Ressourcen effizient genutzt werden, die Kosten unter Kontrolle gehalten werden und eine qualitativ hochwertige Pflege auf faire und zugängliche Weise bereitgestellt wird. Im Folgenden wird beschrieben, wie Nachhaltigkeit in der Kardiologie integriert und gefördert werden kann.

1. Reduzierung des ökologischen Fußabdrucks
a. Abfallentsorgung :
- Minimierung von medizinischen Abfällen, Wiederverwendung und Recycling von nicht kontaminierten Materialien.
b. Energieeinsparung :
- Verwendung von energieeffizienten Geräten, LED-Beleuchtung und Optimierung von Belüftung und Heizung.
c. Nachhaltiger Einkauf :
- Auswahl an ethisch und ökologisch hergestellten medizinischen Produkten und Geräten.

2. Optimierung der medizinischen Prozesse

a. Reduzierung unnötiger Untersuchungen :
- Vermeidung von Doppeluntersuchungen und Förderung präziser Diagnosen, um die Zahl unnötiger Untersuchungen und Eingriffe zu verringern.

b. Telekardiologie :
- Förderung von Fernkonsultationen, um die Reisezeiten der Patienten und den Bedarf an Krankenhausressourcen zu reduzieren.

c. Fortlaufende Schulungen :
- Sicherstellen, dass das Personal regelmäßig in den besten Praktiken geschult wird, um die Effizienz zu maximieren und Fehler zu minimieren.

3. Förderung der Prävention

a. Sensibilisierungsprogramme :
- Aufklärung der Öffentlichkeit über einen gesunden Lebensstil, um die Inzidenz von Herzerkrankungen zu reduzieren.

b. Proaktive Betreuung von Risikopatienten :
- Einsatz von Fernüberwachungstechnologien zur Überwachung von Hochrisikopatienten, wodurch unnötige Krankenhausaufenthalte vermieden werden.

4. Zusammenarbeit und Partnerschaften

a. Lokale Partnerschaften :
- Zusammenarbeit mit anderen lokalen Gesundheitsdiensten, um Ressourcen, Wissen und Ausrüstung zu teilen.

b. Kardiologische Netzwerke :
- Schaffung von oder Beitritt zu nationalen oder internationalen Netzwerken, um bewährte Praktiken und Innovationen im Bereich der Nachhaltigkeit auszutauschen.

5. Technologische Innovation

a. Regelmäßige Aktualisierung der Ausstattung :

- In moderne Technologien investieren, die oftmals effizienter sind und weniger Energie verbrauchen.

b. Medizinische Informationssysteme :

- Nutzung elektronischer Patientenakten, um Papierkram zu reduzieren, die Koordination der Pflege zu verbessern und redundante Tests zu vermeiden.

6. Gemeinschaftliches Engagement

a. Wiederaufforstungsprogramme :

- Da das Wohlergehen des Planeten mit der Gesundheit des Herzens verbunden ist (Luftverschmutzung usw.), sollten Sie sich an lokalen Umweltinitiativen beteiligen.

b. Sensibilisierungskampagnen :

- Aufklärung der Gemeinschaft über die Umweltauswirkungen von Krankenhäusern und Kliniken und die Maßnahmen, die zu deren Minderung ergriffen werden.

Die Integration nachhaltiger Praktiken in kardiologische Abteilungen erfordert einen ganzheitlichen Ansatz. Dies reicht von der Reduzierung der Umweltbelastung über die Optimierung der medizinischen Prozesse bis hin zu Innovation und Zusammenarbeit. Nachhaltigkeit ist nicht nur gut für unseren Planeten, sondern gewährleistet auch eine qualitativ hochwertige, effiziente und für alle zugängliche Versorgung.

Kapitel 11 :
ALTERNATIVE UND ERGÄNZENDE
ANSÄTZE IN DER KARDIOLOGIE

Erforschung alternativer Therapien wie Akupunktur, Meditation, etc.

Die Integration komplementärer und alternativer Therapien in den Bereich der Kardiologie ist zu einem Thema von wachsendem Interesse geworden. Diese Therapien, die häufig als Ergänzung zur traditionellen medizinischen Behandlung eingesetzt werden, zielen darauf ab, die Herzgesundheit zu verbessern, Stress abzubauen und die Lebensqualität der Patienten zu erhöhen. Ihre Wirksamkeit ist jedoch unterschiedlich und die Forschung ist weiterhin damit beschäftigt, ihren klinischen Nutzen zu bewerten.

1. Akupunktur
a. Grundlegende Prinzipien :
- Diese Methode stammt aus der traditionellen chinesischen Medizin und beruht auf der Stimulation spezifischer Punkte des Körpers, um den Energiefluss oder das "Qi" auszugleichen.
b. Kardiale Implikationen :
- Einige Studien deuten darauf hin, dass Akupunktur den Blutdruck senken, die Symptome von Angina pectoris verbessern und die Häufigkeit von Arrhythmien reduzieren kann.
c. Vorsichtsmaßnahmen :
- Stellen Sie immer sicher, dass der Akupunkteur zertifiziert und ausgebildet ist, und informieren Sie den Kardiologen über jede geplante Akupunktur-Sitzung.

2. Meditation

a. Grundlegende Prinzipien :
- Eine uralte Praxis, die sich auf Konzentration, Entspannung und das Bewusstsein des gegenwärtigen Augenblicks konzentriert.

b. Kardiale Implikationen :
- Meditation kann helfen, Stress zu reduzieren, den Blutdruck zu senken und die Variabilität der Herzfrequenz zu verbessern.

c. Gängige Typen :
- Achtsamkeitsmeditation, transzendentale Meditation, geführte Meditation.

3. Yoga

a. Grundlegende Prinzipien :
- Eine Kombination aus körperlichen Stellungen, Atemtechniken und Meditation.

b. Kardiale Implikationen :
- Kann die Flexibilität und die Muskelkraft verbessern, Stress reduzieren und einen positiven Einfluss auf kardiale Risikofaktoren wie Bluthochdruck haben.

c. Vorsichtsmaßnahmen :
- Herzpatienten sollten einen geeigneten Yogastil wählen und Stellungen vermeiden, die für sie gefährlich sein könnten.

4. Aromatherapie

a. Grundlegende Prinzipien :
- Verwendung von ätherischen Ölen zur Verbesserung des körperlichen und emotionalen Wohlbefindens.

b. Kardiale Implikationen :
- Einige Öle, wie Lavendel, können helfen, Stress und Angstzustände zu reduzieren, Faktoren, die häufig mit Herzkrankheiten in Verbindung gebracht werden.

c. Vorsichtsmaßnahmen :
- Einige Öle können mit Medikamenten interagieren oder allergische Reaktionen hervorrufen. Führen Sie

immer einen Hauttest durch und konsultieren Sie einen Fachmann.

5. Biofeedback
a. Grundlegende Prinzipien :
  • Eine Technik, die lehrt, physiologische Funktionen mit Hilfe von Maschinen zu kontrollieren.
b. Kardiale Implikationen :
  • Kann verwendet werden, um die Kontrolle des Blutdrucks, der Herzfrequenz und anderer Funktionen im Zusammenhang mit der Herzgesundheit zu erlernen.
c. Ausbildung :
  • Die Patienten müssen von einem zertifizierten Fachmann geschult werden.
Schlussfolgerung
Die Einbeziehung alternativer Therapien kann Herzpatienten zusätzliche Instrumente für das Management ihrer Gesundheit an die Hand geben. Es ist jedoch wichtig, dass Sie vor der Einführung neuer Therapien immer einen Kardiologen konsultieren und sicherstellen, dass diese Therapien sicher und ergänzend zur traditionellen medizinischen Versorgung durchgeführt werden.

Integration dieser Therapien in einem umfassenden Pflegeplan

Die moderne Medizin erkennt zunehmend den Wert von alternativen Therapien als Ergänzung zu konventionellen Ansätzen, insbesondere im Bereich der Kardiologie. Die Integration dieser Therapien in einen umfassenden Behandlungsplan zielt darauf ab, dem Patienten eine ganzheitliche Betreuung zu bieten. Dies könnte folgendermaßen erreicht werden:

1. Erste Bewertung des Patienten

Vor der Aufnahme einer alternativen Therapie :

a. Medizinische Beurteilung: Ermitteln Sie den aktuellen Zustand des Patienten, die eingenommenen Medikamente und die laufenden Behandlungen.

b. Beurteilung der Bedürfnisse und Präferenzen des Patienten: Einige Patienten könnten eher bereit sein, Meditation zu versuchen, andere Akupunktur, usw., während andere eher bereit sind, sich auf die Behandlung von Krankheiten zu konzentrieren.

c. Risiko-Nutzen-Bewertung: Sicherstellen, dass die Einführung einer alternativen Therapie kein Risiko für den Patienten darstellt.

2. Erstellung eines integrierten Pflegeplans

a. Kombination von Behandlungen : Beispielsweise könnte ein Patient eine herkömmliche medikamentöse Behandlung gegen Bluthochdruck erhalten und diese mit Akupunktur ergänzen.

b. Regelmäßige Nachsorge: Regelmäßige Termine, um die Wirksamkeit des integrierten Behandlungsplans zu bewerten.

c. Flexibilität: Bereitschaft, den Plan anzupassen, wenn ein bestimmter Ansatz nicht funktioniert oder wenn der Patient etwas anderes ausprobieren möchte.

3. Bildung und Erziehung

a. Den Patienten informieren : Stellen Sie sicher, dass der Patient versteht, warum eine bestimmte Therapie empfohlen wird, welche Vorteile sie bietet und wo ihre Grenzen liegen.

b. Ausbildung des Personals: Krankenschwestern, Ärzte und andere Angehörige der Gesundheitsberufe sollten ausgebildet oder zumindest über alternative Therapien informiert sein, die in den Behandlungsplan integriert sind.

4. Interdisziplinäre Zusammenarbeit

a. Integriertes Behandlungsteam: Schließen Sie Spezialisten für alternative Therapien, wie Akupunkteure oder Meditationslehrer, in das Behandlungsteam ein.

b. Regelmäßige Kommunikation: Sicherstellen, dass alle Parteien über die laufenden Behandlungen, Anpassungen und die Reaktionen des Patienten informiert sind.

5. Bewertung und Überwachung

a. Messung der Wirksamkeit: Verwenden Sie standardisierte Instrumente, um die Auswirkungen alternativer Therapien auf die Herzgesundheit und das allgemeine Wohlbefinden des Patienten zu bewerten.

b. Patienten-Feedback: Integrieren Sie das Feedback des Patienten, um den Pflegeplan weiter zu personalisieren und zu verbessern.

c. Regelmäßige Aktualisierung: Die Empfehlungen und Daten zu alternativen Therapien ändern sich. Stellen Sie sicher, dass der Behandlungsplan auf dem neuesten Stand bleibt.

Die Integration alternativer Therapien in einen umfassenden kardiologischen Behandlungsplan erfordert einen sorgfältigen, persönlichen und evidenzbasierten Ansatz. Sie bietet die Möglichkeit, die Bedürfnisse des Patienten auf ganzheitliche Weise zu behandeln, indem sowohl die physiologischen als auch die emotionalen Aspekte der Herzgesundheit berücksichtigt werden.

SCHLUSSFOLGERUNG

Erfolge und Herausforderungen des Berufs des Kardiologiepflegers.

Der Beruf des Kardiologiepflegers ist sowohl komplex als auch lohnend. Wie in vielen Bereichen des Gesundheitswesens bietet er eine Reihe von Erfolgen und Herausforderungen. Die Erforschung dieser Aspekte kann angehenden Krankenschwestern helfen, sich vorzubereiten und zu verstehen, was sie erwartet.

Zufriedenheit mit dem Beruf :
- **Positive Auswirkungen auf das Leben der Patienten :** Die Unterstützung von Patienten bei der Navigation durch ihren kardiologischen Werdegang, sei es Prävention, Behandlung oder Rehabilitation, ist äußerst befriedigend.
- **Teamarbeit:** Die enge Zusammenarbeit mit einem multidisziplinären Team (Kardiologen, Chirurgen, anderes Pflegepersonal, Physiotherapeuten) bietet eine Lernerfahrung und Unterstützung.
- **Ständige Weiterentwicklung des Fachgebiets:** Die Kardiologie ist ein sich schnell entwickelndes Feld mit neuen Forschungen, Techniken und Technologien. Es ist spannend, an der Spitze dieser Innovationen zu stehen.
- **Weiterbildung:** Es gibt immer Möglichkeiten zu lernen, sei es durch Schulungen, Workshops oder Konferenzen.
- **Berufliche Anerkennung:** Von Patienten und ihren Familien Dank zu erhalten oder von Kollegen für seine Arbeit anerkannt zu werden, wirkt sich positiv auf die Moral aus.

Herausforderungen des Berufs :

- **Emotionale Belastung:** Die Kardiologie kann lebensbedrohliche Situationen beinhalten, und der Umgang mit diesen intensiven Momenten kann emotional schwierig sein.
- **Hohe Arbeitsbelastung:** Herzstationen können sehr stark ausgelastet sein, mit vielen Patienten, die eine komplexe Pflege benötigen.
- **Physische Anforderungen:** Lange Stehzeiten, Patiententransfers oder die Verwendung schwerer Geräte können körperlich anstrengend sein.
- **Stress:** Aufgrund der kritischen Natur der Kardiologie kann es zu intensiven Stresssituationen kommen, insbesondere in Notfallsituationen.
- **Forderung nach ständiger Aktualisierung:** Obwohl die ständige Entwicklung in diesem Bereich spannend ist, erfordert sie auch, dass sich die Fachleute ständig auf dem Laufenden halten.
- **Schwierige Kommunikation: Es** kann **schwierig** sein, ernsthafte Diagnosen zu kommunizieren, mit den Erwartungen der Patienten umzugehen oder mit besorgten Familien zu verhandeln.
- **Konfrontation mit dem Lebensende:** Selbst bei bester Pflege erholen sich nicht alle Patienten. Der Umgang mit dem Tod und dem Trauerprozess kann ein belastender Aspekt des Berufs sein.

Die Rolle der Krankenschwester in der Kardiologie ist von entscheidender Bedeutung für die Behandlung von Herzpatienten. Obwohl sie viele Herausforderungen mit sich bringt, machen die Befriedigung und die positiven Auswirkungen, die sie bietet, sie zu einem bereichernden und lebenswichtigen Beruf. Der Schlüssel für das Pflegepersonal besteht darin, ein Gleichgewicht zu finden, sich bei Bedarf Unterstützung zu holen und sich immer wieder an die entscheidende Bedeutung ihrer Rolle zu erinnern.

Die Bedeutung von Leidenschaft und Engagement in diesem medizinischen Fachgebiet.

Die Kardiologie erfordert, wie viele andere medizinische Fachgebiete auch, nicht nur technisches Know-how und umfassende Kenntnisse, sondern auch echte Hingabe und Leidenschaft. Leidenschaft und Engagement sind wesentliche Komponenten, die den Erfolg einer medizinischen Fachkraft, die Qualität der Patientenversorgung und die persönliche Entwicklung bestimmen können. Aus diesem Grund sind diese beiden Elemente im Bereich der Kardiologie besonders wichtig:

1. Die Komplexität der Kardiologie :
Die Kardiologie ist ein sich ständig weiterentwickelndes Gebiet, in dem regelmäßig neue Forschungen, Techniken und Behandlungsmethoden entwickelt werden. Eine Leidenschaft für das Fachgebiet kann Fachleute motivieren, auf dem Laufenden zu bleiben und im Laufe ihrer Karriere weiter zu lernen.

2. Die Herausforderungen sind hoch:
Herzerkrankungen sind eine der häufigsten Todesursachen weltweit. Die potenzielle Schwere von Herzerkrankungen erfordert von den Fachleuten nicht nur technische Kompetenz, sondern auch ein großes Engagement für jeden einzelnen Patienten.

3. Beziehungen zu den Patienten :
Die Beziehung zwischen einem Herzpatienten und seinem Pfleger oder Arzt ist oft langwierig. Leidenschaft und Engagement ermöglichen es, eine starke und vertrauensvolle Beziehung aufzubauen, die für die Betreuung und das Wohlergehen des Patienten von entscheidender Bedeutung ist.

4. Emotionale Wirkung :

Angesichts der oft stressigen Situationen und der Entscheidungen über Leben und Tod hilft das tiefe Engagement für den Beruf den Fachleuten, sich in diesen schwierigen Zeiten zurechtzufinden und gleichzeitig die bestmögliche Pflege zu leisten.

5. Teamdynamik :

Kardiologie ist kooperativ. Die Arbeit mit einem multidisziplinären Team erfordert eine offene Kommunikation und eine gemeinsame Hingabe an die Patientenversorgung. Persönliches Engagement stärkt die Einheit und die Zusammenarbeit des Teams.

6. Medizinische Ethik :

Leidenschaft und Engagement stärken die medizinische Ethik und stellen sicher, dass jede Entscheidung im besten Interesse des Patienten getroffen wird.

7. Berufliche Zufriedenheit :

Die Leidenschaft für die Arbeit nährt die tägliche Motivation und führt zu einer größeren Arbeitszufriedenheit, trotz der Herausforderungen, denen man sich gegenübersieht.

In der Kardiologie, wie auch in vielen anderen medizinischen Bereichen, sind Technik und Wissen von grundlegender Bedeutung. Ohne Leidenschaft und Engagement ist es jedoch schwierig, Spitzenleistungen zu erbringen, eine tiefe Bindung zu den Patienten aufzubauen oder angesichts der ständigen Herausforderungen motiviert zu bleiben. Diese immateriellen Qualitäten sind oft die Säulen, die medizinische Fachkräfte während ihrer gesamten Karriere unterstützen und ihnen dabei helfen, einen bedeutenden Unterschied im Leben ihrer Patienten zu machen.

GLOSSAR MEDIZINISCHER BEGRIFFE.

Ein Glossar der medizinischen Begriffe in der Kardiologie wäre eine wertvolle Ergänzung für die Leser, insbesondere für diejenigen, die neu auf diesem Gebiet sind. Hier ist eine nicht erschöpfende Liste einiger gängiger medizinischer Begriffe aus der Kardiologie und ihrer Definitionen:

- **Arrhythmie: Eine** Störung des normalen Herzrhythmus, sei es zu schnell, zu langsam oder unregelmäßig.
- **Angiographie:** Radiologische Untersuchung der Arterien nach Injektion eines Kontrastmittels, um mögliche Verstopfungen oder Anomalien sichtbar zu machen.
- **Angioplastie:** Eine Technik, die zur Erweiterung einer verstopften Arterie mit Hilfe eines Ballons verwendet wird.
- **Antikoagulans : Ein** Medikament, das die Blutgerinnung verhindert und damit das Risiko einer Thrombose verringert.
- **Atherosklerose:** Verdickung und Verhärtung der Arterien aufgrund der Bildung von atherosklerotischen Plaques (Fettablagerungen).
- **Kardiomyopathie: Eine** Erkrankung des Herzmuskels, die die Fähigkeit des Herzens, Blut zu pumpen, beeinträchtigt.
- **Defibrillator: Ein** Gerät, das verwendet wird, um einen elektrischen Schock an das Herz abzugeben, um einen normalen Herzrhythmus wiederherzustellen.
- **EKG (Elektrokardiogramm) :** Aufzeichnung der elektrischen Aktivität des Herzens.
- **Echokardiographie: Ein** bildgebendes Verfahren, das Ultraschall verwendet, um die Struktur und Funktion des Herzens darzustellen.

- **Endokarditis: Eine** Entzündung der Innenwand des Herzens, die häufig durch eine Infektion verursacht wird.
- **Hypertonie:** Ungewöhnlich hoher Blutdruck.
- **Infarkt:** Nekrose eines Teils des Herzmuskels aufgrund von Sauerstoffmangel, der in der Regel durch eine Verstopfung einer Koronararterie verursacht wird.
- **Ischämie:** Verminderter oder unterbrochener Blutfluss in einem Teil des Körpers, häufig aufgrund einer Arterienverstopfung.
- **Myokard:** Herzmuskel.
- **Perikard: Die** Membran, die das Herz umgibt.
- **Stent :** Kleine röhrenförmige Vorrichtung, die verwendet wird, um die Öffnung einer Arterie nach einer Angioplastie aufrechtzuerhalten.
- **Valvulopathie:** Eine Krankheit, die eine oder mehrere der Herzklappen betrifft.
- **Vasodilatator: Ein** Medikament, das die Blutgefäße erweitert und so den Blutfluss erhöht.
- **Ventrikel:** Eine der beiden großen Kammern des Herzens, die das Blut in den Kreislauf ausstößt.

Dieses Glossar ist nur eine Einführung in die vielen Begriffe, die in der Kardiologie verwendet werden. Für ein Buch, das als umfassendes Nachschlagewerk zu diesem Thema dienen soll, wäre eine umfassendere Liste erforderlich, die ein breiteres Spektrum an Begriffen abdeckt, einschließlich derer, die sich auf neue Technologien und jüngste Fortschritte auf diesem Gebiet beziehen.

ZUSÄTZLICHE RESSOURCEN :
BÜCHER, WEBSEITEN,
BERUFSVERBÄNDE.

Bücher :
- **"Kardiologie für Dummies"**: Ein zugänglicher Leitfaden für Anfänger, die die Grundlagen der Kardiologie verstehen möchten.
- **"Oxford Handbook of Cardiology**: Ein kurzes Handbuch, das den größten Teil der Herzprobleme abdeckt.
- **"Handbuch für die Pflege in der Kardiologie"**: Richtet sich speziell an Angehörige der Gesundheitsberufe und deckt die gängigen Pflegepraktiken in der Kardiologie ab.

Webseiten :
- American College of Cardiology (ACC) : www.acc.org
  - Eine weltweit anerkannte Website, die Ressourcen, Richtlinien und Nachrichten über Kardiologie bietet.
- European Society of Cardiology (ESC) : www.escardio.org
  - Eine professionelle Organisation, die Ressourcen, Konferenzen und Nachrichten für Kardiologen in Europa anbietet.
- **CardioSmart** : www.cardiosmart.org
  - Eine von ACC betriebene Website, die Patienteninformationen über Herzerkrankungen und deren Behandlung bietet.

Berufsverbände :
- **Société Française de Cardiologie (SFC)**: Für französische Fachleute bietet die SFC Ressourcen, Konferenzen und Weiterbildungsmöglichkeiten im Bereich Kardiologie.

- **Canadian Cardiovascular Society (CCS)**: Die nationale Organisation für Kardiologen in Kanada.
- **The Cardiac Society of Australia and New Zealand (CSANZ)** : Die führende Organisation für kardiologische Fachkräfte in Australien und Neuseeland.
- **International Society of Cardiology (ISC)**: Eine weltweite Organisation, die sich der Förderung des Wissens und der Pflege auf dem Gebiet der Kardiologie widmet.

Diese Ressourcen stellen nur eine Auswahl der vielen verfügbaren dar. Ich kann Ihnen nur raten, nach lokalen oder regionalspezifischen Ressourcen zu suchen und diese zu finden und regelmäßig nach Aktualisierungen und neuen Veröffentlichungen zu suchen.

www.ingramcontent.com/pod-product-compliance
Lightning Source LLC
Chambersburg PA
CBHW062345290526
45794CB00005B/2106